für Nini, Janni und Marie

Dr. med. Peter Hannemann

Endlich wieder ausgeschlafen

Schlafapnoe-Syndrom und Schnarchen

Expertenrat für Patienten und Angehörige

Die Angaben in diesem Band basieren auf dem bei Erscheinen der Erstausgabe aktuellen Wissensstand von Medizin und Naturheilkunde, soweit er Autor und Verlag zur Verfügung gestanden hat.
Alle Ratschläge wurden von Autor und Verlag sorgfältig erwogen und geprüft; dennoch kann eine Garantie nicht übernommen werden. Eine Haftung des Autors bzw. des Verlags und seiner Beauftragten für Personen-, Sach- und Vermögensschäden ist ausgeschlossen.

Fotos: S. Elleringmann/Bilderberg, Hamburg; Dr. Martina Wenker, Diekholzen; MAP Medizintechnik für Arzt und Patient, Martinsried, Christina Hinzmann, Göttingen; Fa. Philips

Bibliografische Information der Deutschen Nationalbibliothek
Die Deutsche Nationalbibliothek verzeichnet diese Publikation in der Deutschen Nationalbibliografie; detaillierte bibliographische Daten sind im Internet über http://dnb.d-nb.de abrufbar.
5. verbesserte Aufl. - Göttingen: Cuvillier, 2018

Nonnenstieg 8, 37075 Göttingen
Telefon: 0551-54724-0
Telefax: 0551-54724-21
www.cuvillier.de

5. verbesserte Auflage, 2018
Gedruckt auf umweltfreundlichem, säurefreiem Papier aus nachhaltiger Forstwirtschaft.

ISBN 978-3-7369-9834-6
eISBN 978-3-7369-8834-7

Inhaltsverzeichnis

Geleitwort 9

Der Schlaf 11
Schlaf und Traum in der Geschichte 11
Die Gehirntätigkeit im Schlaf wird erforscht 14
Das Elektroenzephalogramm (EEG) 14
Das Elektrookulogramm (EOG) 16
Das Schlafmuster 17
Die Bedeutung des Schlafes 22
Non-REM-Schlaf: Erholung pur 22
REM-Schlaf:Verarbeitung der Ereignisse des Tages 25

Wenn der Schlaf die Atmung behindert 28
Sauerstoff zum Leben 28
Die Atmung 29
Atemaussetzer beim Schlafen 31
Was passiert beim Schlafapnoe-Syndrom? 33
Warum kommt es bei der Schlafapnoe zu einem Verschluss der oberen Atemwege? 39
Der Body-Mass-Index 42
Wie ist die Schlafapnoe bei normalgewichtigen Menschen zu erklären? 43
Welche Faktoren begünstigen die Entstehung einer Schlafapnoe? 45
Schlafapnoe: Volkskrankheit oder Rarität? 49
Wie sind die Studien zur Häufigkeit der Schlafapnoe konzipiert? 50
Häufigkeit der Schlafapnoe: Wie müssen die Zahlen bewertet werden? 52

Schlafapnoe: Krankheit des alten Menschen? 54

Beschwerden und Folgeschäden durch die Schlafapnoe 57
Die unmittelbaren Folgen der nächtlichen Apnoen 57
Nächtlicher Sauerstoffmangel 58
Exzessive Druckschwankungen im Brustkorb 59
Stressreaktion mit Aktivierung des vegetativen Nervensystems 59
Schlaffragmentation: zerhackte Nachtruhe 60
Todmüde? Testen sie sich selbst! 62
Verkehrsunfälle durch Schlafapnoe? 63
Folgeerkrankungen durch Schlafapnoe? 65
Kostenlawine im Gesundheitswesen durch die Schlafapnoe? 68
Erhöhter Blutdruck durch Schlafapnoe? 69
Herzkranzgefäßverengung durch Schlafapnoe? 71
Belastung des rechten Herzens durch Schlafapnoe? 73

Schlafapnoe: Vom Symptom zur Diagnose 76
Beschwerden 76
Symptome des Schlafapnoesyndroms 78
Sind Sie der typische Kandidat für eine Schlafapnoe? 78
Die Untersuchung im Schlaflabor 80
Einteilung des Schlafapnoe-Syndroms nach dem Schweregrad 84
Schlaftest und Wachtest 85

Behandlung des Schlafapnoe-Syndroms 87
Warum behandeln? 87
Wann muss eine Schlafapnoe behandelt werden? 88
Wie behandeln? 89
Erste Hilfe bei Schlafstörungen jeglicher Ursache: Den Tagesablauf in Ordnung bringen 90
Einfache Massnahmen bei Schlafapnoe-Syndrom 93
Was sich nicht bewährt hat 94
Was zur Zeit geprüft wird 95
CPAP-Beatmungstherapie 95
Prinzip 95
Das CPAP-Beatmungsgerät 98

Einleitung einer CPAP-Therapie 100
Ist die CPAP-Therapie völlig nebenwirkungsfrei? 103
Tipp: Pflege und Wartung des CPAP-Gerätes und des Zubehörs 106
Anleihe bei der Medizin des 19. Jahrhunderts: Behandlung mit Unterkiefer-Protrusionsschienen 107
Gewichtsreduktion 110
Übergewicht und Gene 112
Was tun gegen üppige Pfunde? 114
Welche Massnahmen können zur Gewichtsabnahme empfohlen werden? 116
Wenn nichts mehr hilft: Schlank durch Chirurgie? 121
Heilung der Schlafapnoe durch Operation? 125

Schlafapnoe bei Kindern 127

Schnarchen: Lärmbelästigung oder Krankheit? 132
Wie kommt es zum Schnarchen? 133
Risikofaktoren, die Schnarchen begünstigen 135
Macht banales Schnarchen krank? 136
Ständiges Müdesein durch Schnarchen? 136
Ausnahmen von der Regel? Das »Upper-Airway-Resistance-Syndrome« 137
durch Schnarchen? 138
Herzkreislauferkrankungen durch Schnarchen? 139
Asthma und Schnarchen 139
Lärmschwerhörigkeit bei Schnarchern? 140
Der Schnarcher in der ärztlichen Sprechstunde 140
Behandlung des Schnarchens 142
»Erste Hilfe« für Schnarcher 142
Wenn »Erste Hilfe« nicht ausreicht 144
Behandlung durch CPAP 145
Behandlung durch Operation? 146
Laser-Assisted-Uvulo-Palato-Plastie (LAUP) 147
Somnoplastie (temperaturkontrollierte Radiofrequenztherapie) 148
Unterkiefer-Protrusionsschiene 149
Was sonst noch gegen das Schnarchen angeboten wird 150

Wichtige Adressen und Hinweise 152

Glossar 154

Register 158

Geleitwort

Dem Autor muss ein grosses Kompliment gemacht und ein herzliches Dankeschön gesagt werden für die große Mühe, der er sich unterzogen hat.

Entstanden ist ein wichtiges, äußerst lesenswertes Buch, das dem großen Informationsbedürfnis zum Thema »Schlafapnoe und Schnarchen« gerecht wird und das nicht nur für Betroffene und Angehörige, sondern auch für medizinisches Personal und Ärzte eine große Lücke der Informationsbedürfnisse schließen wird.

Als ich mit meinen Mitarbeitern 1976 an der Psychiatrischen Klinik der LMU München das erste Schlaflabor zur schlafmedizinischen Versorgung in der Bundesrepublik Deutschland einrichtete, lag die Entdeckung, dass bei manchen Menschen während des Schlafs der Schlund im Minutentakt kollabiert und in ständiger Wiederkehr Atemstillstände auftreten, die durch eine Weckreaktion beendet werden, erst wenige Jahre zurück. Schon damals war uns klar, dass die Entdeckung der Schlafapnoe eines der bedeutsamsten Ereignisse in der Schlafforschung war. Niemand ahnte seinerzeit jedoch, dass es sich beim Schlafapnoe Syndrom um eine Volkskrankheit handeln würde, an der 2–5 % der Erwachsenen leiden.

Die Weckreaktion – vom Betroffenen meistenteils nicht wahrgenommen – verhindert ein Ersticken des Patienten; doch sie hat auch ihre Kehrseite: Der Nachtschlaf wird im Minutentakt unterbrochen: Die Schlafapnoe führt zu ständiger Müdigkeit, zu Konzentrations- und Leistungsstörungen. Fällt die Schlafapnoe mit einer Vorerkrankung des Herz Kreislauf-Systems, der Lunge oder der Bronchien zusammen, können sich bedrohliche Kom-plikationen entwickeln.

Die technischen Voraussetzungen, Schlaf- und nächtliche Atemstörungen in speziell ausgestatteten Schlaflaboren mit vertretbarem Aufwand zu diagnostizieren und dann ggf. zu behandeln, sind erst in den letzten 12 Jahren geschaffen worden. Erst zu diesem Zeitpunkt zog die Schlafmedizin in den klinischen Alltag ein: Vielen Patienten, deren Krankheit zuvor unerkannt geblieben war, konnte seitdem geholfen werden.

Doch in der Flut wissenschaftlicher Berichte und Veröffentlichungen mitmanchmal widersprüchlichen Ergebnissen fällt selbst dem Kundigen die Orientierung schwer.

Um so mehr freue ich mich, dass es Dr. Peter Hannemann gelungen ist, eine brilliante und allgemeinverständliche Abhandlung der Erkrankung »Schlafapnoe« vorzulegen.

Es ist das besondere Verdienst des Autors, die tatsächliche medizinische und gesundheitsökonomische Bedeutung des Schlafapnoe-Syndroms nach heutigem Wissenstand herausgearbeitet zu haben. Dabei ist ihm gelungen, was nur selten anzutreffen ist: Das komplexe Thema ist klar und für jedermann verständlich dargestellt.

Mit fundiertem Wissen, in dem sich jahrelange klinische Erfahrung als Oberarzt einer renommierten Lungenklinik widerspiegelt, erzählt der Autor die aufregende Geschichte der Schlafforschung, die sich wie ein spannender Bericht liest. Er erläutert allgemeinverständlich Ablauf und Funktion des Schlafs, um sich dann dem eigentlichen Problem zuzuwenden, das das Buch behandelt: den Abläufen und den Folgen nächtlicher Atemstillstände bei der Schlafapnoe.

Umsichtig und kritisch bahnt er sich seinen Weg durch widersprüchliche Forschungergebnisse, die über mögliche Folgeerkrankungen vorliegen, um sich dann den diagnostischen Methoden und den Behandlungsmöglichkeiten zuzuwenden. Ein Selbsttest ermöglicht dem Leser, sein persönliches »Schlafapnoe-Risiko« einzuschätzen. Das Buch findet seinen runden Abschluss mit ausführlichen Kapiteln zur Schlafapnoe bei Kindern und über das Schnarchen.

Ich wünsche dem Buch eine weite Verbreitung.

Prof. Dr. Eckart Rüther
Direktor des Zentrums Psychologische Medizin
der Universitätsklinik Göttingen

Der Schlaf

Der Schlaf ist für den ganzen Menschen, was das Aufziehen für die Uhr.

Schopenhauer

Schlaf und Traum in der Geschichte

Schlaf: Schon von der Dauer her wichtiger Bestandteil unseres Lebens. 8760 Stunden zählt ein Jahr, nahezu 3000 davon verbringen wir im Schlaf. 24 Jahre seines Lebens verschläft der Durchschnittsmensch.

Wissenschaftliche Definition von Schlaf

Die Wissenschaft definiert Schlaf als einen periodisch auftretenden Zustand verminderter Empfänglichkeit für äußere Reize, der leicht aufzuheben und völlig normal ist. Die Sensitivität gegenüber der Umwelt ist heruntergeregelt; selbst wenn die Augen im Schlafe noch geöffnet sind, nimmt der Schlafende seine Umwelt nicht wahr.

Diese wissenschaftliche Definition des Schlafes fasst in Worte, was die Menschen seit jeher über den Schlaf wussten.

Griechischer Gott des Schlafs

Die Griechen, die schwierige und komplexe Natur- und Seelenzustände gern durch die Aktivitäten ihrer Götter erklärten und dabei eindrucksvolle Gleichnisse und Bilder schufen, hatten eine eigene Gottheit, die für den Schlaf zuständig war: *Hypnos* (die Römer nannten ihn *Somnus)*.

Thanatos

Nyx

Und so wie die Nacht und der Schlaf, das Träumen und das Vergessen zusammengehören und der Schlaf in mancher Hinsicht den Vergleich mit dem Tod herausfordert, dachte sich die griechische Mythologie Hypnos als Bruder des *Thanatos* (Tod) und Sohn der *Nyx* (Nacht). Thanatos lebte zusammen mit seinen zahllosen Söhnen, den Träumen, auf der Insel Lemnos in einer Höhle, durch deren ewige Dunkelheit der Strom Lethe, der Strom des Vergessens, floss. Dass der Schlaf der Erholung dient, war den Menschen früherer Jahrhunderte augenfällig und schien keiner weiteren Erforschung zu bedürfen. Viel interessanter erschienen jedoch zu allen Zeiten die Träume mit ihren bunten, unwirklichen Bildern:

Homer

Glaubt man *Homer,* so erhielt König *Agamemnon,* der die Griechen zum Kampf nach Troja führte, seine Instruktionen direkt von Zeus, der ihm in einem Traum einen Boten mit seinen Anweisungen schickte.

Joseph

Das Alte Testament weiß zu erzählen, dass *Joseph* die Träume des Pharaos von sieben abgemagerten Kühen, die sieben fette Kühe fressen, als Vision einer kommenden Hungersnot deutete und kennt zahlreiche weitere prophetische Träume.

Auch aus der Neuzeit haben Träume Berühmtheit erlangt:

S. T. Coleridge

So der des englischen Dichters *Samuel Taylor Coleridge,* der angab, dass sein Werk »Kublai Khan« auf einen Traum zurückgehe. Ähnliches bekannte der

R. L. Stevenson

Novellist *Robert Louis Stevenson:* Für zahlreiche seiner Werke, unter anderem »Dr. Jekyll and Mr. Hyde« hätten Träume die Vorlage geliefert.

Selbst die Naturwissenschaft hat Träumen manche Erkenntnis zu verdanken: Die Idee, dass Benzol eine ringförmige Struktur haben könnte, kam dem Chemi-

F. A. Kekulé

ker *F. A. Kekulé von Stradonitz* 1865, nachdem er von einer Schlange geträumt hatte, die sich in den Schwanz biss.

Otto Loewi

Dem Physiologen *Otto Loewi* bescherte der Schlaf den Nobelpreis: Durch einen Traum wurde er zu seinem Experiment mit einem Froschnerven inspiriert, das ihm schließlich die begehrte Auszeichnung der Stockholmer Akademie eintrug.

Haben Träume einen Bezug zur menschlichen Wirk-

Plutarch

lichkeit? *Plutarch* zufolge war die Traumdeutung in der antiken Welt gang und gäbe.

Den Sumerern beispielsweise galten Träume vor etwa 5000 Jahren als göttliche Weisungen an ihre Könige. Versuche, sie zu enträtseln und ihre Bedeutung zu entschlüsseln, dürften so alt sein wie die Menschheit. Und dieses Wissen um die Bedeutung der Träume wurde von Generation zu Generation weitergereicht: Den Traumdeutern standen regelrechte Nachschlagewerke in Form von Traumbüchern und Traumtafeln zur Verfügung. Auf einer Papyrusrolle aus der 12. Dynastie (1976–1794 v. Chr.) beispielsweise entdeckten Ägyptologen eine Auflistung der wichtigsten Traumtypen. Dieser sogenannte »Papyrus Chester Beatty«, benannt nach seinem früheren Besitzer, wurde in Deir el-Medineh gefunden. Der »Papyrus Chester Beatty« ordnet jedem Traumtyp eine Bedeutung zu. »Gute« Träume sind mit schwarzer, »schlechte« mit roter Farbe verzeichnet.

Sumerer

Papurus Chester Beatty

Ähnliche Werke sind aus anderen Kulturen bekannt: Bei Ausgrabungen in den Ruinen von Ninive entdeckte man unter den unzähligen Tontafeln aus der Bibliothek des Königs *Assurbanipal* (668–627 v. Chr.) ein assyrisches Traumbuch, das als erstes vollständig erhaltenes Werk dieser Art gilt. Auch die indische Atharvaveda aus dem 5. Jahrhundert v. Chr. enthält ein Kapitel zur Traumdeutung. Das berühmteste Traumdeutungsbuch ist jedoch das *Oneirokritika* (vom griechischen Oneiros = Traum) des *Artemidoros von Ephesos* (ca. 135–200 n. Chr.). In fünf Bänden ordnet er rund 1400 Träume nach Kategorien und versucht sie zu deuten.

Assurbanipal

Oreinokitika des Artemidoros von Ephesos

Aber das um sich greifende Unwesen der Traumdeutung bleibt nicht unwidersprochen: Cicero (106–43 v. Chr.) polemisiert in seiner Schrift »Über die Weissagung« gegen die »krummen Wege« der Traumdeuter. Und bei den arabischen Völkern hatte die Traumdeutung schließlich einen so großen Einfluss auf das tägliche Leben, dass sie von *Mohammed* (570–632) verboten wurde.

Mohammed verbot die Traumdeutung

Sigmund Freud

Der Wunsch, Träume zu verstehen und über sie verborgene Seiten des Menschen zu entschlüsseln, hat auch in unseren »modernen« Zeiten nicht an Anziehungskraft verloren: Mit seinem Werk »die Traumdeutung« legte der Psychoanalytiker *Sigmund Freud* 1900 die erste umfassende Untersuchung des Träumens vor.

Die Gehirntätigkeit im Schlaf wird erforscht

Wenn wir schlafen, gehen im Gehirn die Lichter aus.
Nobelpreisträger Scott Sherrington, um 1900

Hans Berger konstruierte den Elektroenzephalographen

Den Weg zur Erforschung des Schlafes ebnete 1929 der Jenaer Psychiater *Hans Berger.* Er konstruierte eine Apparatur, mit der die Hirnströme gemessen werden können: den Elektroenzephalographen (EEG). Schon bald ließ sich nachweisen, dass Frequenz (Häufigkeit der Entladungen) und Amplitude (Stärke der Entladungen) der Hirnströme Rückschlüsse auf die Gehirnaktivität zuließen.

Alfred Loomis

1937 wandte *Alfred Loomis,* Physiologe an der Universität Princeton, diese Messmethode auf den Schlaf an. Dabei stellte sich heraus, dass Schlaf nicht nur ein einförmiger Zustand passiver Erholung, sondern ein komplizierter Ablauf verschiedenartiger Aktivierungszustände des Großhirns ist.

Das Elektroenzephalogramm (EEG)

Elektrische Spannungen zwischen Elektroden

Klebt man auf die Kopfhaut kleine Metallelektroden, so lassen sich zwischen diesen Elektroden winzige elektrische Spannungen ableiten. Diese elektrischen Spannungen zeigen Schwankungen mit einer Frequenz (Häufigkeit der Entladungen) zwischen 0 und 80

Hertz (Entladungen pro Sekunde) und Spannungsamplituden (Stärke der Entladungen) zwischen 1 und 100 millionstel Volt, die durch die elektrische Aktivität der Grosshirnnervenzellen zustandekommen. Nach Verstärkung können diese elektrischen Spannungsschwankungen als Stromkurven aufgezeichnet werden.

Aufzeichnung als Stromkurven

Die Ableitung wird als Elektroenzephalogramm, als EEG, bezeichnet und spiegelt in den Frequenzen und Amplituden ihrer Wellen den Aktivitätszustand der Hirnrinde wider.

Spiegelt den Aktivitätszustand der Hirnrinde wider

Nach Frequenz und Amplitude lassen sich 4 verschiedene EEG-Grundtypen unterscheiden (Abb. 1):

Im wachen, aber unaufmerksamen Zustand (geschlossene Augen) zeigen die EEG-Wellen eine Frequenz von etwa 10 Hertz und eine kleine Amplitude. Diese Wellen werden *Alpha-Wellen* genannt.

Alpha-Wellen

Werden die Augen geöffnet, nimmt die Amplitude der Wellen noch einmal ab, während die Frequenz auf durchschnittlich 20 Hertz ansteigt: man spricht von *Beta-Wellen*. Einige Wissenschaftler grenzen von den Beta-Wellen die *Gamma-Wellen* ab, die beim konzentrierten Arbeiten und beim Lernen auftreten und Fre-

Beta-Wellen

Gamma-Wellen

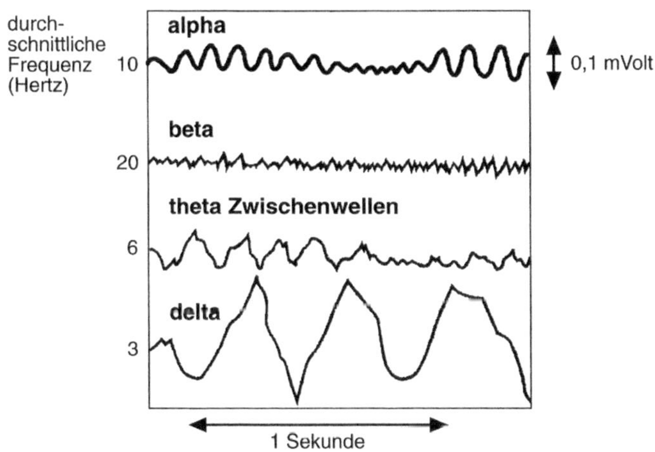

Abb. 1 Die verschiedenen Grundformen des EEG

Beta-Wellen kommen nur im Wachzustand vor

quenzen über 30 Hertz zeigen. Beta-Wellen kommen nur im Wachzustand vor. Alpha-Wellen sind jedoch nicht nur für den Wachzustand, sondern auch für eine bestimmte Schlafphase, den REM-Schlaf, charakteristisch.

Theta- und Delta-Wellen

Darüberhinaus findet man im Schlaf zwei weitere EEG-Grundmuster, die beim gesunden Menschen im Wachzustand nicht auftreten: die *Theta-* und die *Delta-Wellen*. Beide EEG-Muster erscheinen im Vergleich zu Alpha- und Beta-Wellen relativ grob, weil die Frequenz abnimmt, während die Ausschlaghöhe, die Amplitude, größer wird. Theta-Wellen haben eine Frequenz von durchnittlich 6, Delta-Wellen nur noch von 3 Hertz. Die Amplitude erreicht bei Theta-Wellen fast 0,1 mVolt, bei Delta-Wellen bis zu 0,2 mVolt.

Das Elektrookulogramm (EOG)

Eugene Aserinsky

Nathaniel Kleitmann

An der Universität von Chicago hatte sich *Eugene Aserinsky,* ein junger Doktorand des Physiologen *Nathaniel Kleitman,* der Erforschung des Wach- und Schlafzustandes verschrieben. Ihm fiel 1951 auf, dass sich die Augen schlafender Kinder unter den geschlossenen Lidern häufig ruckartig bewegten, wenn sie in periodischen Abständen ihre Körperlage änderten. Um diese Phänomene studieren zu können, baute er eine Versuchsanordnung auf, die seitdem zum Standard der Schlafdiagnostik geworden ist:

Elektro-Okulogramm

Mit Elektroden an den Schläfen erfasste er die elektrischen Aktivitäten der kindlichen Augenmuskeln und erhielt als Aufzeichnung ein sogenanntes *Elektro-Okulogramm* (EOG), das die Augenbewegungen widerspiegelte. Gleichzeitig leitete er von der Kopfhaut ein Elektroenzephalogramm (EEG) ab, um Auskunft über die Gehirnaktivität zu erhalten.

Änderung des EEG-Muster während des Schlafs

Aserinsky fiel sofort auf, dass sich das EEG-Muster während des Schlafes periodisch änderte und in bestimmten Schlafphasen die Augenmuskeln aktiviert wurden: Die Grundlagen für eine Beschreibung des Schlafes durch die Aktivität des Großhirns und der Augenmuskulatur waren erarbeitet und wurden 1953 in dem renommierten amerikanischen Wissenschaftsjournal Science veröffentlicht.

Das Schlafmuster

Apropos Schlaf: Ein Mann braucht sechs Stunden, eine Frau braucht sieben Stunden und ein Narr braucht acht Stunden. So sagte es Napoleon I. Bonaparte, der selbst mit 4 Stunden Schlaf auskam.

EEG und EOG einer einzigen Nacht füllen eine Papierbahn von 300 Meter Länge, für deren sorgfältige Auswertung auch der Geübte bis zu 2 Stunden benötigt. EEG und EOG erlauben, den Schlaf in verschiedene Phasen zu unterteilen (Abb. 2).

300 m Papier in einer Nacht

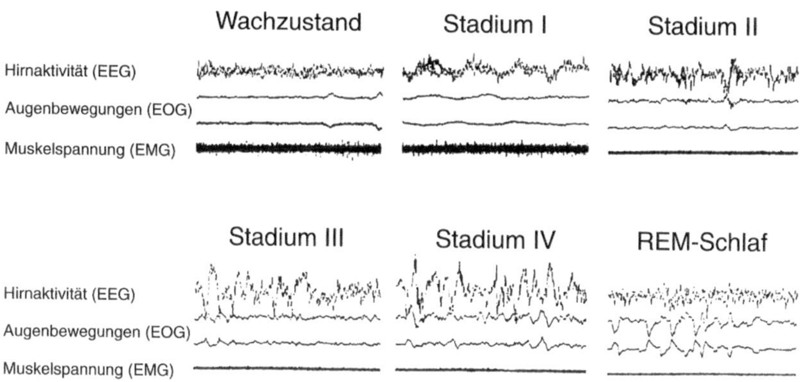

Abb. 2 Hirnaktivität (EEG), Augenbewegungen (EOG) und Muskelspannung (EMG) während der verschiedenen Schlafstadien
Vom Wachzustand bis zum Tiefschlafstadium IV wird das EEG-Muster zusehends gröber. Augenbewegungen treten immer seltener auf, und die Muskulatur entspannt sich, erkennbar daran, dass EOG- und EMG-Kurven immer ruhiger werden. Im REM-Schlaf ähnelt das EEG dem des Wachzustandes, die Augen bewegen sich lebhaft, während die Muskelspannung am niedrigsten ist.

Beim wachen Menschen zeigt das EEG je nach Aufmerksamkeitsgrad Alpha- oder Beta-Wellen, und das EOG erfasst unsere willkürlichen Blickwendungen (Abb. 3).

Schlafstadium I

Beim Übergang vom entspannten Wachsein zum Schlaf verschwinden die Alpha-Wellen. An ihre Stelle tritt ein Theta-Rhythmus, der das *Schlafstadium I* cha-

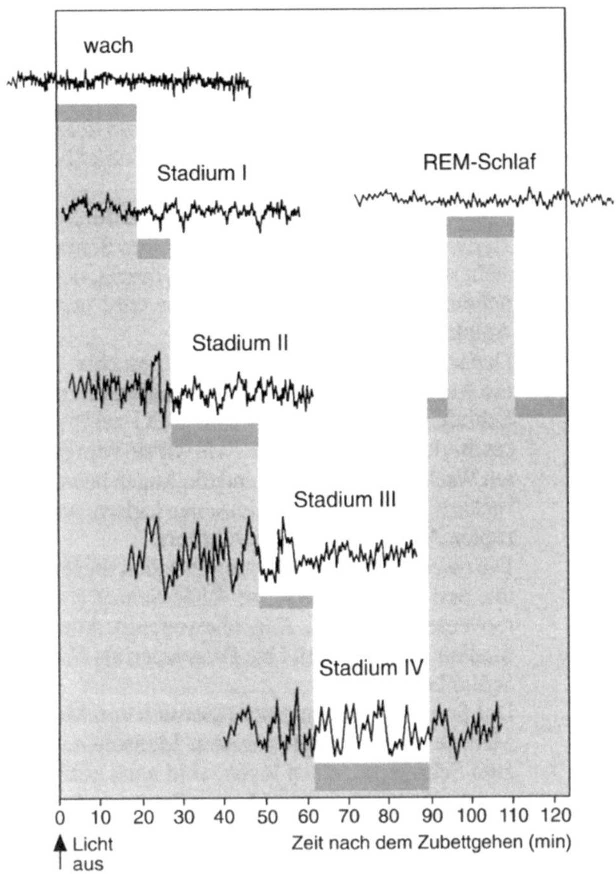

Abb. 3 Verlauf des ersten Schlafzyklus vom Einschlafen bis zur 1. REM-Phase mit den zugehörigen EEG- und EOG-Kurven

rakterisiert. Es ist die Phase, die wir als »Halbschlaf« bezeichnen: Man erlebt dieses Hineingleiten in den Schlaf als dösigen Zustand, der oft von optischen, traumartigen Eindrücken begleitet wird und von kurzen Wachepisoden durchsetzt sein kann.

Halbschlaf

Das Auftreten sogenannter Schlafspindeln und K-Komplexe innerhalb des Theta-Rhythmus zeigt an, dass mit *Schlafstadium II* der eigentliche Schlaf begonnen hat.

Schlafstadium II

Der Schlaf wird zusehends tiefer und durchläuft die *Tiefschlafstadien III und IV*. In diesen Schlafstadien sieht man im EEG einen Delta-Rhythmus, der mit zunehmender Schlaftiefe langsamer wird und höhere Amplituden zeigt.

Schlafstadium III und IV

Danach geht der Schlaf in das Stadium über, das 1951 die Aufmerksamkeit Aserinskys gefesselt hatte: der Schlafende wirkt unruhig, das EEG zeigt plötzlich rasche, kleine Alpha-Wellen, wie wir sie vom entspannten Wachzustand kennen, und die Augen bewegen sich ruckartig unter den geschlossenen Lidern, was zu abrupten Ausschlägen im EOG führt.

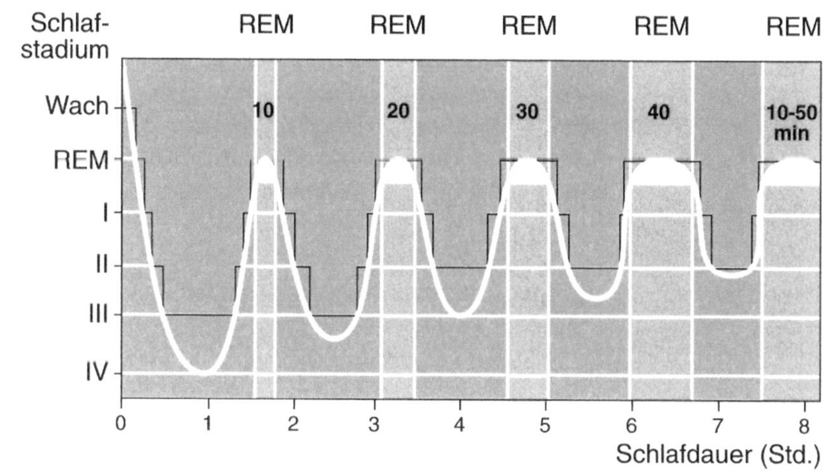

Abb. 4 Ablauf und Dauer der Schlafstadien während einer Nacht
Mit Fortschreiten der Nacht nimmt der Anteil der Tiefschlafstadien ab, während die REM-Phasen zum Morgen hin zunehmen.

REM-Schlaf

Non-REM-Schlaf

Die raschen Augenbewegungen haben diesem Stadium den Namen gegeben: *REM-Schlaf* (rapid eye movement = schnelle Augenbewegung). Alle anderen Stadien, also Stadium I bis IV, werden als *Non-REM-Schlaf* bezeichnet.

Die meisten Menschen sind nach 15 Minuten eingeschlafen

Einschlaflatenz

Das Schlafmuster unterscheidet sich von Mensch zu Mensch (Abb. 4): Die meisten Menschen, die sich zum Schlafen ins Bett legen, sind nach etwa 15 Minuten eingeschlafen und haben Schlafstadium II erreicht: Diese Zeit wird als *Einschlaflatenz* bezeichnet. Die Schlafphasen I und II lässt der Schläfer bald hinter sich, um in den Tiefschlaf einzutreten: Über Stadium III, in dem er länger verweilt, erreicht er Stadium IV, das am längsten dauert. Dieser Weg durch die Schlafstadien I bis IV, die sogenannten Non-REM-Schlafphasen, dauert beim Gesunden etwa 70 bis 90 Minuten.

Die Non-REM-Schlafphasen dauern 70–90 Minuten

Ablauf der Schlafstadien

Anschließend wird derselbe Weg durch die Schlafstadien im Eiltempo wieder in umgekehrter Richtung durchlaufen, und der Schläfer tritt über das Schlafstadium II in die erste REM-Schlafphase dieser Nacht ein, die lediglich 5 bis 15 Minuten andauert.

Nach der ersten REM-Phase wiederholt sich dieser zyklische Ablauf der Schlafphasen, der jeweils etwa 90 Minuten dauert, von neuem; zum Morgen hin werden die Schlafstadien III und IV immer kürzer, bis sie schließlich ausbleiben, so dass der Schläfer insgesamt den größten Teil der Nacht im Schlafstadium II verbringt.

Der Schläfer verbringt die meiste Zeit im Schlafstadium II

25 % der Schlafzeit im REM-Schlaf

Die Dauer der REM-Phasen nimmt von Schlafzyklus zu Schlafzyklus zu. Insgesamt werden etwa 25 % der Schlafzeit im REM-Schlaf und etwa 75 % im Non-REM-Schlaf verbracht.

Durchschnittlich 7½ Stunden pro Nacht

Erwachsene schlafen durchschnittlich 7½ Stunden pro Nacht. Die Schlafdauer schwankt jedoch beträchtlich von Mensch zu Mensch: Auch 6 Stunden und 9 Stunden Schlaf pro Nacht sind noch normal. Nachdenklich stimmt jedoch, dass wir uns heute weniger Schlaf gönnen als unsere Urgrosseltern: 1910 schlief der

Durchschnittsbürger jeden Tage 9 Stunden lang. Heutzutage muss er mit 7 Stunden auskommen und kann damit noch zufrieden sein, denn viele Menschen schlafen nur 5–6 Stunden pro Nacht.

Schlafdauer nimmt im Laufe des Lebens ab

Im Laufe des Lebens nimmt die Schlafdauer kontinuierlich ab (Abb. 5), am schnellsten im Kleinkindesalter: Benötigt ein Neugeborenes im Durchschnitt noch etwa 16 Stunden Schlaf am Tag, so sind es im Alter von zwei Jahren nur noch 9–12 Stunden. Bei älteren Kindern kann die Schlafzeit bis auf 6 Stunden pro Nacht abfallen.

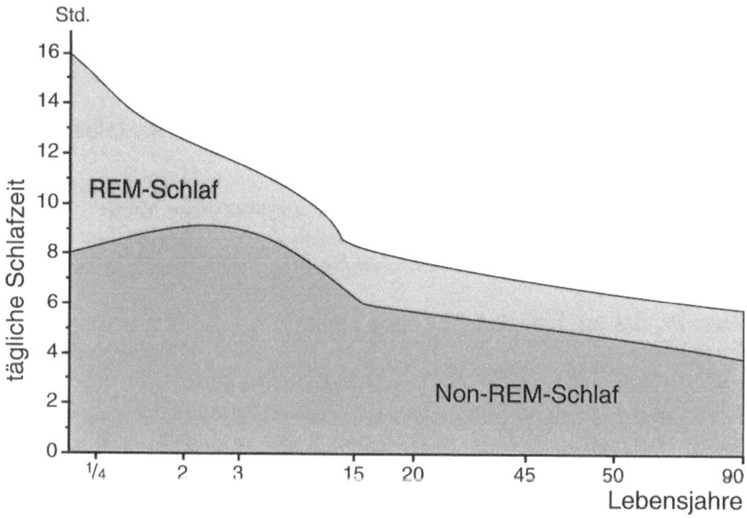

Abb. 5 Schlafdauer im Verlauf des menschlichen Lebens

Anteil des REM-Schlafs an der Gesamtschlafzeit geht zurück

Auch der Anteil des REM-Schlafs an der Gesamtschlafzeit geht im Laufe des Lebens zurück: Bei Frühgeborenen beansprucht der REM-Schlaf noch 80 % der Gesamtschlafzeit, bei Säuglingen, bei denen der REM-Schlaf typischerweise sofort nach dem Einschlafen auftritt, etwa die Hälfte. Im Kindesalter nimmt der REM-Schlafanteil kontinuierlich ab; die meisten Erwachsenen verbringen 20–25 % der Nacht im REM-Schlaf. Im Alter sinkt der Anteil auf ungefähr 17 %.

Taktgeber für unseren Schlaf-Wachrhythmus ist das Hormon Melatonin. Mit der Dunkelheit setzt die Produktion dieses »Müdemachers« in der Zirbeldrüse ein. Gesteuert wird die Bildung durch Nervenzellen im Zwischenhirn, die direkt mit der Netzhaut des Auges verbunden sind: Je weniger Licht ins Auge fällt, umso mehr Melatonin wird produziert.

Die Bedeutung des Schlafes

So zwang ich mich vierzehn Tage hintereinander, immer erst um zwei Uhr nachts ins Bett zu gehen und es genau um sechs Uhr wieder zu verlassen. Eine nervöse Aufgeregtheit bemächtigte sich meiner und wer weiß bis zu welchem Grade von Torheit ich fortgeschritten wäre, wenn nicht die Lockungen des Lebens, der Eitelkeit und der Zwang zu regelmäßigen Studien dagegen gewirkt hätte.

Friedrich Nietzsche,
1866 während seines Studiums in Leipzig

Non-REM-Schlaf: Erholung pur

Wozu Schlaf gut ist, weiß der am besten, dem er fehlt. Diese banale Erkenntnis hat sich auch die Schlafforschung zu eigen gemacht, die die Bedeutung des Schlafes und der einzelnen Schlafphasen dadurch zu klären versucht, dass sie den Schlaf oder einzelne Schlafphasen ganz entzieht oder ihn künstlich verkürzt.

Bedeutung des Schlafs

Schlaf dient der Erholung des Organismus und scheint *lebensnotwendig* zu sein: Aus Tierversuchen weiß man, dass Ratten, die permanent am Schlafen gehindert werden, zusehends ihre Vitalität einbüßen und schließlich verenden: Laborratten können 17 Tage ohne Schlaf überleben, etwa solange wie ohne Futter. Ob permanenter Schlafentzug auch für den Menschen tödlich ist, ist nicht genau bekannt. Die Gegner des rö-

Schlaf scheint lebensnotwendig zu sein

mischen Imperiums verbreiteten zwar das Gerücht, dass der letzte makedonische König Perseus II nach seiner Niederlage in der der Schlacht von Pydna und 6jähriger Internierung in Alba fucens östlich von Rom 162 n. Chr. von den Römern durch systematischen Schlafentzug umgebracht worden sei, doch melden Historiker Zweifel an und verweisen darauf, dass die Feinde Roms ein Interesse daran hatten, den Römern einen besonders barbarischen Mord anzuhängen.

Totaler Schlafentzug führt zu Halluzinationen

Ein zeitlich vollständiger totaler Schlafentzug beim Menschen führt zu Müdigkeit, Konzentrationsunfähigkeit und schließlich zu Halluzinationen:

Veränderung des EEG

Nach ein bis zwei Tagen Schlafentzug verändert sich das EEG der Testperson; es zeigt die typische Stromkurve des Schlafstadium I, obwohl die betreffende Person noch wach ist und kurze Tätigkeiten fehlerfrei ausführen kann. Bei längerdauernden Arbeiten nimmt die Fehlerhäufigkeit jedoch drastisch zu, insbesondere wenn unter Zeitdruck gearbeitet werden muss.

Dauert der Schlafentzug an, treten schwerwiegende Verhaltens- und Persönlichkeitsveränderungen auf, wie erhöhte Reizbarkeit, Trübung der Wahrnehmungsfähigkeit, verwaschene Sprache, Gedächtnisschwierigkeiten und Verwirrungszustände. Nach 5 Tagen Schlafentzug halluzinieren Menschen statt zu denken.

Erstaunlicherweise schläft die betreffende Person nach einem totalen Schlafentzug nur wenige Stunden länger als üblich. So brauchte der 17 jährige Student, der mit 11 Tagen einen Rekord im Nichtschlafen aufgestellte, nur knapp 15 Stunden Schlaf, um sich von dieser Tortour zu erholen.

Erholfunktion an Non-REM-Schlaf gebunden

Die lebenswichtige *Erholfunktion des Schlafes* ist offenbar an den Non-REM-Schlaf, insbesondere an die Tiefschlafstadien III und IV, gebunden:

Nach schwerer Arbeit mehr Tiefschlaf

So ist seit langem bekannt, dass ein Mensch nach schwerer körperlicher Arbeit mehr Zeit als sonst im Tiefschlaf verbringt; und die Erschöpfung nach mehrtägigem Schlafentzug wird anschließend durch vermehrten Tiefschlaf wettgemacht: Das Tiefschlafstadium IV nimmt in der ersten Nacht nach Schlafentzug zu. Der REM-Schlaf tritt zurück. Er kommt erst in den folgenden Nächten zu seinem Recht und nimmt kompensatorisch zu.

Auch wenn man einen Schlafenden ganz gezielt immer im Stadium IV weckt, ihm also den Stadium-IV-Schlaf entzieht, wird der Stadium-IV-Schlaf zumindest teilweise nachgeholt, wenn die Testperson wieder ungestört schlafen darf.

Bei zu wenig Schlaf möglichst viel Tiefschlaf

Ähnliches passiert, wenn Nacht für Nacht zu wenig geschlafen wird: Verkürzt man die Schlafdauer beispielsweise auf 3 Stunden, versucht der Schläfer, möglichst viel Tiefschlaf in dieser Zeit unterzubringen: Dieser 3-Stunden-Kurzschlaf enthält fast genauso viel Stadium-IV-Schlaf wie ein ungestörter 8-Stunden-Schlaf.

Eine weitere Verkürzung der Schlafdauer führt jedoch dazu, dass der Schlafende mit deutlich weniger Stadium-IV-Schlaf auskommen muss als bei normaler Schlafdauer. Die Folge: Leistungs- und Konzentrationsfähigkeit lassen nach.

Weil der Organismus sich in den Tiefschlafphasen des Non-REM-Schlafes regeneriert, sind sie in den ersten Nachtstunden – also direkt im Anschluss an die Aktivitäten des Tages – am häufigsten und längsten.

Dient der Schlaf allein dazu, Energien für den kommenden Tag anzusammeln? Wohl kaum, denn im Schlaf werden gegenüber dem Wachzustand nur ca. 120 kcal gespart. Es könnte jedoch sein, dass der Schlaf für den Energiehaushalt des Gehirns von grosser Bedeutung ist: Das verbraucht nämlich tagsüber große Mengen Traubenzucker und wahrscheinlich auch Glykogen, ein Zuckerspeichermolekül. Diese Glykogenvorräte müssen wieder aufgefüllt werden, und möglicherweise ist das nur im Schlaf möglich, weil – so die Hypothese der US-amerikanischen Neurobiologen Joel Benington und Craig Heller – das menschliche Gehirn nicht gleichzeitig Informationen

verarbeiten und diese Glykogenvorräte auffüllen kann.
Außerdem scheint der Schlaf eine wichtige Rolle für die Funktionsfähigkeit unseres Immunsystems zu spielen. Damit ließe sich zwanglos die Beobachtung erklären, dass Laborratten bei dauerndem Schlafentzug an bakteriellen Infektionen sterben:

REM-Schlaf: Verarbeitung der Ereignisse des Tages

Nach dem Einschlafen sinkt das Gehirn in der ersten Stunde in immer tieferen Schlaf und durchschreitet dabei die Non-REM-Schlafstadien I bis IV. Die Augen, die sich im Schlafstadium I noch langsam hin und her bewegten, sind in dieser Zeit weitgehend entspannt.

Entspannte Augen beim Non-REM-Schlaf

Nach dem ersten Tiefschlaf durchläuft das schlafende Gehirn die Schlafstadien in umgekehrter Richtung. Anstatt jedoch vom Stadium II aus ins Stadium I aufzusteigen, wechselt der Schläfer in den REM-Schlaf über, der meistens einsetzt, nachdem er sich im Bett plötzlich umgedreht hat.
Je nachdem, welches Kriterium herangezogen wird, kann man die Schlaftiefe des REM-Schlafs als leicht oder tief einordnen.
Einerseits bietet der REM-Schlaf Zeichen äußerster Aktivität: Das EEG zeigt zeitweise einen Alpha-Rhythmus wie im Wachzustand. Die Augen des Schläfers bewegen sich ruckartig hin und her. Blutdruck, Herz- und Atemfrequenz sind erhöht, es kommt zu periodischen Zuckungen der Gesichtsmuskulatur und von Armen und Beinen. Der Sauerstoffverbrauch des Ge hirns ist relativ hoch. Daher nimmt die Hirndurchblutung zu, und die Temperatur im Gehirn steigt an. Im Tierexperiment fand man eine erhöhte Entladungsfrequenz von Nervenzellen. Nach diesen Kriterien wäre der REM-Schlaf ein leichter Schlaf.

Der REM-Schlaf zeigt Zeichen äußerster Aktivität

Dem widersprechen jedoch andere Beobachtungen:

Entspannte Körpermuskulatur

Mit Ausnahme der Finger- und Zehenmuskulatur ist die Körpermuskulatur völlig entspannt. Selbst in den Tiefschlafphasen des Non-REM-Schlafes lässt sich noch eine elektrische Muskelaktivität nachweisen; im REM-Schlaf fehlt sie dagegen völlig.

Schlafende, die aus dem REM-Schlaf gerissen werden, haben den Eindruck, tief geschlafen zu haben, während der Non-REM-Schlaf oft als leicht beschrieben wird.

Keine einheitliche Weckschwelle

Selbst die Weckbarkeit aus dem REM-Schlaf hilft nicht, ihn als Leicht- oder Tiefschlaf einzuordnen. Es gibt nämlich keine einheitliche Weckschwelle im REM-Schlaf: Kann der Schlafende den Weckreiz in einen laufenden Traum einbauen, wacht er auf. Passt der Weckreiz nicht in die laufende Traumsequenz, wird er ignoriert.

Versuchsreihe

80 % der Personen berichten über Träume

Non-REM-Träume sind kürzer

REM-Schlaf = Traumschlaf

Dieses paradoxe Schlafstadium faszinierte Aserinsky und Kleitman. Um seine Funktion zu erforschen, führten sie eine Versuchsreihe durch, bei der sie die Untersuchungsperson im REM-Stadium weckten und nach ihrem Erleben befragten. Dabei ergab sich eine interessante Entdeckung: 80 % der Menschen, die aus REM-Schlaf erwachen, berichten über Träume. Außerhalb des REM-Schlafes geweckt, geben nur 30 bis 50 % an, geträumt zu haben; verglichen mit den oftmals lebhaften und bizarren Traumbildern des REM-Schlafs sind Non-REM-Träume kürzer und wirken geradezu nüchtern. Der REM-Schlaf wird daher auch als »Traumschlaf« bezeichnet. Die Körpermuskulatur ist im REM-Schlaf blockiert, damit wir uns nicht synchron zu unseren Träumen bewegen und verletzen.

REM-Schlaf ist offenbar nicht lebenswichtig: In Tierversuchen ist der REM-Schlaf für mehr als 2 Monate entzogen worden, ohne dass sich gesundheitliche Beeinträchtigungen oder Auswirkungen auf das Verhalten gezeigt hätten.

Entzug des REM-Schlafs

Das Gehirn von Versuchspersonen, denen der REM-Schlaf entzogen wird, unternimmt mit Fortgang der Nacht immer häufiger den Versuch, ins REM-Stadium zu gelangen. Lässt man die Testperson wieder ungestört schlafen, wird der REM-Schlaf gewissermaßen – wenigstens zum Teil – nachgeholt: Es treten längere und häufigere REM-Phasen auf, die die Schlafenden als eine Häufung von Träumen erleben.

Auch eine Verkürzung der Schlafdauer entspricht einem REM-Schlafentzug: Die Dauer der Tiefschlafstadien nimmt bei verkürzter Gesamtschlafzeit auf Kosten des REM-Schlafes zu.

Auswirkungen des REM-Schlafentzugs

Freud glaubte noch, dass Träume emotionale Spannungen abbauen; REM-Schlafentzug führt jedoch nicht zu psychologischen Entgleisungen und wirkt sich bei Depressionen sogar positiv aus. Anders jedoch bei intellektuellen Leistungen: REM-Schlafentzug hat keinen Einfluss auf die Bewältigung von Routineaufgaben. Komplizierte Wort- und Merkaufgaben bereiten den Testpersonen bei REM-Schlafentzug jedoch plötzlich mehr Schwierigkeiten als zuvor: Ein Experiment an Studenten, die immer wieder aus den REM-Phasen geweckt wurden, zeigte, dass sie ihren Lehrstoff vergaßen. Die menschliche Merkfähigkeit scheint also mit dem REM-Schlaf zusammenzuhängen.

Das Gehirn verarbeitet im REM-Schlaf neu Gelerntes

Offenbar verarbeitet das Gehirn im REM-Schlaf neu Gelerntes und überträgt es in das Langzeitgedächtnis. Zu dieser Theorie passt, dass Säugetiere, die schon kurz nach der Geburt selbständig sind, mit viel weniger REM-Schlaf auskommen, als der Mensch, der nach der Geburt noch völlig hilflos ist und sich die Fähigkeiten, die sein Überleben sichern, erst allmählich lernend aneignen muss. REM-Schlaf scheint wichtig für unsere Gehirnentwicklung zu sein. Dass Säuglinge und Kleinkinder, die ihre Umwelt begreifen lernen und eine Fülle von neuen Eindrücken und Informationen verarbeiten müssen, viel mehr Zeit im REM-Schlaf verbringen als Erwachsene würde sich ebenso gut in diese Theorie einfügen wie die Beobachtung dass sich bei Menschen, die sich ständig neuen Herausforderungen stellen, eine rege REM-Aktivität findet.

Wenn der Schlaf die Atmung behindert

Ich träumte neulich an einem Morgen, ich läge wachend im Bette und könne keinen Atem bekommen.

Georg Christoph Lichtenberg,
in den Sudelbüchern der Jahre 1764–1772

Sauerstoff zum Leben

60 Billionen Zellen

Unser Körper besteht aus etwa 60 Billionen Zellen. Jede dieser Zellen benötigt Energie, um die vielfältigen Funktionen zu erfüllen, die sie im Gewebeverbund wahrnehmen muss.

Eiweiße, Kohlenhydrate und Fette, die im Magen-Darm-Trakt zerkleinert und in ihre Bestandteile aufgespalten werden, werden auf dem Blutweg zu den Zellen transportiert, in das Zellinnere aufgenommen und dort weiter abgebaut. Schließlich werden die so entstandenen Moleküle in den Energiezentren der Zellen, den Mitochondrien, unter Zuhilfenahme von Sauerstoff in Wasser und Kohlendioxid oder Harnstoff zerlegt.

Die Moleküle werden in den Mitochondrien zerlegt

Bei dieser chemischen Reaktion, einer Oxidation, wird Energie frei, mit deren Hilfe kleine Energiespeichermoleküle aufgebaut werden. Auf diese Energiespeichermoleküle kann die Zelle jederzeit zurückgreifen, um ihren Energiebedarf zu decken.

Energiespeichermoleküle

Ohne ständige Nachlieferung von Sauerstoff in die Zellen wäre eine Energiegewinnung nicht möglich. Diese Aufgabe wird von der Lunge und dem Herzkreislaufsystem wahrgenommen, die auch für Abtransport und »Entsorgung« des Kohlendioxids aus den Zellen und dem Körper zuständig sind.

Ohne ständige Nachlieferung von Sauerstoff ist eine Energiegewinnung nicht möglich

Die Atmung

Lunge und Brustkorb haben Ähnlichkeit mit einem Blasebalg. Bei der Einatmung hebt sich der Brustkorb und senkt sich das Zwerchfell: Die Brusthöhle wird erweitert; Luft strömt in die Lunge. Mit der Ausatmung wird die Luft wieder aus dem Brustkorb hinausgedrückt. 10 000 bis 20 000 Liter Luft passieren jeden Tag unsere Atemwege.

Einatmung

Ausatmung

Die Luft strömt durch die oberen Atemwege, die von den Nasengängen, der Mundhöhle und dem Rachen gebildet werden und bis zum Kehlkopfeingang reichen, in die Luftröhre, einem 1,5 bis 2 cm weiten Rohr, dessen Vorder- und Seitenwände durch Knorpelspangen verstärkt sind (Abb. 6).

Luftröhre

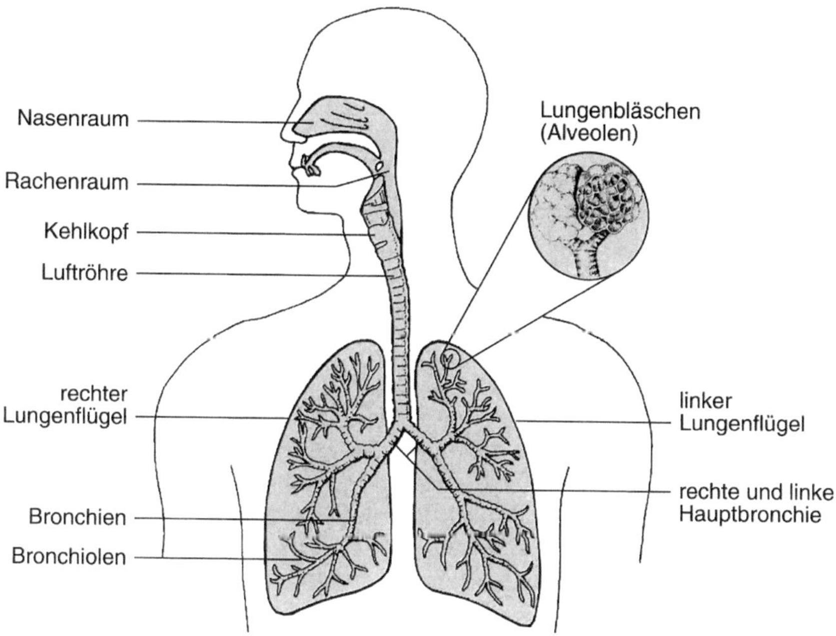

Abb. 6 Obere und untere Atemwege
Nasen- und Rachenraum gehören zu den oberen Atemwegen. Unterhalb des Kehlkopfeingangs beginnen die unteren Atemwege.

Die Luftröhre zweigt sich 18 mal in immer dünnere Röhren auf, die von einem Muskelschlauch umschlossen sind. Bis zur 9. Aufteilung werden die Atemwege durch Knorpelspangen stabilisiert und als *Bronchien* bezeichnet.

Bronchien

Bronchiolen

Ab der 10. Aufteilung beginnen die *Bronchiolen,* die nicht mehr durch Knorpel versteift sind. Sie münden schließlich in 80 Millionen Kammern, deren Außenwände von den Lungenbläschen gebildet werden. Die Zahl der *Lungenbläschen* ist unvorstellbar groß:

Lungenbläschen

Man schätzt sie auf 300 bis 600 Millionen. Die Innenfläche aller Lungenbläschen zusammen ist mit ca. 80–100 m^2 so groß wie ein Tennisplatz.

Gasaustausch

In den Lungenbläschen findet der Gasaustausch statt: Die rechte Herzkammer, die das sauerstoffarme Blut aus dem Körper ansaugt, pumpt 25 Billionen rote Blutkörperchen pro Minute durch ein Geflecht feinster Blutgefäße, das die Lungenbläschen überzieht.

In 0,3 Sekunden passieren die roten Blutkörperchen die Lungenbläschen

In 0,3 Sekunden passieren die roten Blutkörperchen die Lungenbläschen. In dieser kurzen Zeit tritt der Sauerstoff aus den Lungenbläschen ins Blut über und bindet an die roten Blutkörperchen, während das Kohlendioxid aus dem Blut in die Lungenbläschen wechselt und mit der Ausatmung an die Umwelt abgegeben wird.

Aus der Lunge strömt das sauerstoffbeladene Blut in die linke Herzkammer und wird von dort in die Körperperipherie weitergepumpt.

Körperperipherie

In der Körperperipherie nimmt das Blut das dort gebildete Kohlendioxid auf, um es wieder zur Lunge zu transportieren.

Atemaussetzer beim Schlafen

Schon in vorigen Jahrhunderten war in der Medizin ein Phänomen bekannt, das niemand recht zu erklären wusste: Es gibt Menschen, die ständig so müde sind, dass sie vom Fleck weg einschlafen. Ständige Müdigkeit

So taucht das Stichwort »Schlafsucht« bereits vor mehr als 400 Jahren im Kräuterbuch des *Hieronymus Bock* von 1577 auf, das 9 Rezepturen gegen diese Krankheit auflistet. 154 Jahre später stellt *Jacobus Theodorus* in seinem Kräuterbuch bereits 27 Arzneirezepturen zusammen, ein Hinweis dafür, dass die »Schlafsucht« nicht so selten gewesen sein kann. Hieronymus Bock Jacobus Theodorus

Am eindruckvollsten beschrieb *Charles Dickens* das Phänomen »Schlafsucht« in seinem Roman »Die nachgelassenen Aufzeichnungen des Pickwick-Clubs«, seinem Erstlingswerk, das 1836/37 in Fortsetzungen erschien und seinen Ruhm als zeitkritischer Satiriker begründete:

Der völlig naive, exzentrische Möchte-Gern-Forscher Samuel Pickwick, der seine Verwandtschaft mit Cervantes' *Don Quijote* nicht verleugnen kann, gründet mit drei Wissenschaftlern gleichen Schlages einen Club, der sich die Aufgabe gestellt hat, die britische Insel zu durchreisen und die dabei gewonnenen wissenschaftlichen Erkenntnisse der Fachwelt mitzuteilen. Samuel Pickwick

Auf ihrer ersten Forschungsreise schließen die Mitglieder des Clubs Freundschaft mit einem gewissen Herrn Bardle, dem ein fettleibiger Jugendlicher mit schier unstellbarer Fresssucht als Diener zur Hand geht. Seine Bemühungen scheitern allerdings häufig daran, dass er von einem unbändigen Schlafdrang überfallen wird. Wardle charakterisiert ihn Pickwick gegenüber mit den Worten: »Er schläft den ganzen Tag. Er schläft beim Gehen ein und schnarcht, wenn er bei Tisch serviert.«

Übergewicht, unüberwindliche Müdigkeit und Schnarchen: Dickens muss Zeitgenossen mit diesen

Symptomen gekannt haben, denn auch in zwei weiteren seiner Romane taucht diese Symtomatik auf.

Erst 120 Jahre nach Erscheinen der Pickwick Papers erkannte die medizinische Wissenschaft, dass sich hinter dieser Symptomatik ein eigenständiges Krankheitsbild verbirgt, bei dem irgendetwas mit der Atmung nicht richtig funktionierte. Der amerikanische Forscher *C. Sidney Burwell* beschrieb es 1956 und nannte es »Pickwick-Syndrom«.

C. Sidney Burwell benennt das »Pickwick-Syndrom«

Beginn der systematischen Erforschung der Krankheit

Damit war die systematische Erforschung der Krankheit eingeläutet. Schon 9 Jahre später war der Schlüssel zum Verständnis des Krankheitsbildes gefunden: Man konnte nachweisen, dass bei Patienten mit Pickwick-Syndrom während des Schlafs im Minutentakt Atemaussetzer auftraten, die jeweils durch explosionsartig einsetzendes Schnarchen beendet wurden. Dieses Phänomen hatte übrigens Michail Iwanowitsch Glinka (1804–1857), Begründer der russischen Komponistenschule, schon 115 Jahre zuvor beobachtet. In seinen Memoiren findet sich zum Jahr 1840 folgender humorvoller Eintrag, der in dieser Art vielleicht nur aus der Feder eines Musikers fließen kann:

Michail Iwanowitsch Glinka

»Hempel und ich bezogen ein kleines Zimmer im Gasthaus ›Revel‹ in der Novy Gasse (1840). Dort lernte ich, dass sogar das Schnarchen seine eigene Virtuosität hat. Wie bereits erwähnt war Hempel ein guter Musiker, aber im Schnarchen war er unübertroffen. Er begann normalerweise mit einem Schnauben, ging dann zu einem sanften Schnarchen über, begleitet von einem Pfeiffen. Als nächstes machte er schmatzende Geräusche, alles in crescendo (in zunehmender Lautstärke), und schließlich stieß er mitleiderregendes Stöhnen aus. Dieses Konzert endete gewöhnlich mit schrecklichem, durchdringemdem Gejaule, das uns beide weckte: den Virtuosen selbst und mich. Er war fett und aufgedunsen und drohte nachts zu ersticken.«

Joseph von Eichendorff

Früher noch als in den Erinnerungen Glinkas tauchen Beschreibungen von Atempausen während des Schlafs bei Joseph von Eichendorff (1788–1857) und Johann

Johann Ludwig Tieck

Ludwig Tieck (1773–1853) auf, die die Fachwelt noch gar nicht zur Kenntnis genommen hat: In *Viel Lärmen um nichts* beschreibt Eichendorf 1832 den schnarchenden Dichter Faber mit den Worten: »... wie er sich doch abquält, ein gelindes Tabakschmauchen nachzuahmen – jetzt bläst er sich wieder mächtig auf, das ist ja als wenn der Teufel die Bassgeige striche! – und nun auf einmal mit einem Schlagtriller alles wieder abgeschnappt – ich glaube, er erstickt an seinem Ärger über Herrn Publikum.« Und Tieck schildert 1840 in seinem letzten großen Werk *Vittoria Accorombona,* einem Geschichtsroman aus der Welt der italienischen Renaissance, minutiös die Eindrücke Vittorias, die ihren Bruder Marcello hinter einer Wand schlafen hört: »Gleich, wenn sie hinhorchte, war es wieder still, dann ließ es sich wieder vernehmen ... Jetzt kam es ihr ganz deutlich vor, als vernähme sie das Aufatmen eines Schlafenden. Sie konnte nicht länger zweifeln, da dieses Atmen bald in Röcheln, und dann in Schnarchen überging.«

Schlafapnoe-Syndrom

Seinen auch heute noch gültigen Namen: »Schlafapnoe-Syndrom« (apnoe stammt aus dem Griechischen und bedeutet »Windstille, Atemstillstand«) erhielt das Krankheitsbild jedoch erst 1965, nachdem die Wissenschaft erkannt hatte, dass die Atemaussetzer Ursache der chronischen Schläfrigkeit sind.

Was passiert beim Schlafapnoe-Syndrom?

Die Wissenschaftler, die sich in den 60er Jahren mit der Erforschung des Pickwick-Syndroms befassten, müssen erschreckt gewesen sein: Kaum dass die Patienten eingeschlafen waren, setzte die Atmung aus. Der Brustkorb hob und senkte sich jedoch weiterhin und machte vergebliche Anstrengungen, Luft in die Lunge

Kampf um Luft

zu ziehen. Ein gespenstisches Bild, als seien die Atemwege verschlossen.

Diesen Kampf um Luft führten die Patienten, ohne aufzuwachen und ohne davon zu wissen. Nach 10, 20, 30 oder sogar 40 Sekunden schien das Hindernis in den Atemwegen plötzlich mit gewaltigem Schnarchen aus dem Weg gesprengt zu werden: Die Atmung setzte wieder ein.

Gewaltiges Schnarchen

Aber diese Entschärfung der Situation war nicht von Dauer. Nach wenigen Minuten schien sich wieder ein Hindernis in den Atemwegen festzusetzen, und der Kampf um Atemluft begann erneut. So ging es die ganze Nacht hindurch ununterbrochen fort: 10, 20, 30mal pro Stunde oder sogar noch häufiger setzte die Atmung aus. Am nächsten Morgen erwachten die Patienten wie gerädert und hatten Mühe, wach zu bleiben.

Dauernde Wiederholungen

Für die Beobachter der Schlafapnoe gab es keinen Zweifel: Bei diesen Patienten verlegte ein Hindernis im Schlaf immer wieder die Atemwege. Dieser Verschluss konnte nur durch einen Kollaps der Rachenweichteile zwischen Rachenhinterwand, Zungengrund und weichem Gaumen zustande kommen, weil alle anderen Abschnitte der oberen Luftwege knöchern oder knorpelig versteift sind.

Ein Hindernis verlegt die Atemwege

Die gleichzeitige Aufzeichnung der Atemströmung an Nase und Mund, der Atembewegungen von Brustwand und Bauchdecke, des Sauerstoff- und Kohlendioxidgehaltes im Blut, der Schnarchgeräusche und der Schlafstadien deckte auf, was beim Patienten mit Schlafapnoe genau passiert:

Im Schlaf erschlafft bei jedem Menschen die Skelettmuskulatur, Grundvoraussetzung für erholsamen Schlaf. Auch die Spannung der Muskeln, die den Rachen aufspannen und seine Durchgängigkeit garantieren sollen, lässt nach, so dass es zu einer Verengung der oberen Atemwege kommt.

Die Skelettmuskulatur erschlafft im Schlaf

Verengung der oberen Atemwege

Das Ausmaß dieser Verengung variiert erheblich von Mensch zu Mensch. Beim Schnarcher kommen sich die Rachenwände so nahe, dass der Atemstrom das Gaumensegel zum Schwingen bringt und dadurch Schnarchgeräusche erzeugt. Beim Patienten mit Schlafapnoe kommt es sogar zu einem kompletten Verschluss des Rachens (Abb. 7).

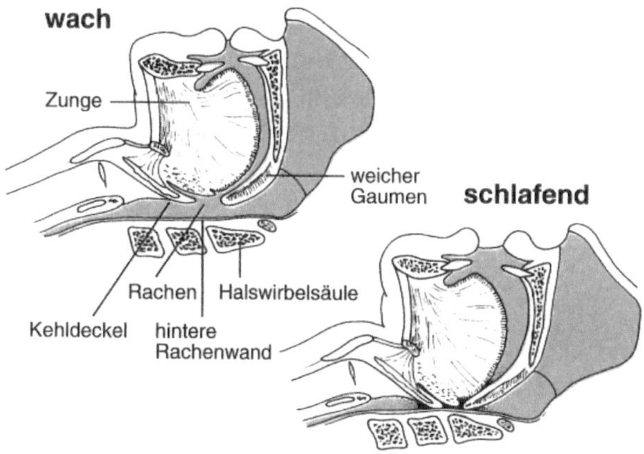

Abb. 7 Die oberen Atemwege eines Patienten mit Schlafapnoe
Im Wachzustand kann der Raum zwischen Kehldeckel, Zungengrund und Gaumensegel offengehalten werden. Im Schlaf kommt es zum Verschluss.

Die Luft kann nicht mehr in die Lunge hinein- oder hinausgelangen: Es kommt zu einem Atemstillstand, der – wenn er länger als 10 Sekunden dauert – als Apnoe bezeichnet wird.

Apnoe

> Auch wenn der Schläfer nicht völlig erwacht und von den im Schlaf durchlittenen Atemstillständen am nächsten Morgen gar nichts weiß: Für den Körper bedeuten die Apnoen maximalen Stress, denn er registriert sehr wohl, dass der Atemstillstand mit zunehmender Dauer zur lebensbedrohlichen Gefahr werden kann und unbedingt beendet werden muss.

Nächtliche Atemstillstände von 30 bis 50 Sekunden sind bei Patienten mit Schlafapnoe keine Seltenheit.

Atemstillstände von 30 bis 50 Sekunden

Dabei kann ein gesunder Mensch die Luft normalerweise höchstens 35 Sekunden anhalten, wenn er nicht zuvor »vorarbeitet«, indem er schneller und tiefer als sonst atmet.

Innerhalb dieser kurzen Zeitspanne wird vom Blut soviel Sauerstoff an die Körpergewebe abgegeben, dass der Sauerstoffgehalt im Blut um etwa 10 bis 15 % abnimmt und eine Sauerstoffuntersättigung eintritt; andererseits kann das Kohlendioxid, das von den Geweben an das Blut abgegeben wird, nicht abgeatmet werden, so dass der Kohlendioxidgehalt des Blutes um 10 bis 20 % ansteigt und die obere Normgrenze überschreitet .

Sauerstoffgehalt des Bluts nimmt etwa 15 % ab

Kohlendioxidgehalt steigt um 10 bis 20 %

Sauerstoffmangel, Anstieg der Kohlendioxidkonzentration im Blut und die erhebliche Atemanstrengung, die dadurch bedingt ist, dass der schlafende Patient trotz verschlossener Atemwege versucht, Luft in die Lunge zu ziehen, lösen eine Weckreaktion aus. Der Schlaf wird leichter. Häufig erwachen die Patienten sogar für einige Sekunden, was schon äußerlich an heftigen Körperbewegungen erkennbar ist.

Auslösung einer Weckreaktion

Die Folge: Durch die Weckreaktion nimmt die Spannung der Schlundmuskulatur wieder zu, die Atemwegspassage wird wieder frei, und mit lautem Schnarchen strömt wieder Luft in die Lunge. Dadurch steigt der Sauerstoffgehalt im Blut langsam wieder an, während das überschüssige Kohlendioxid abgeatmet wird: Atmung und Sauerstoffversorgung normalisieren sich, als wäre nichts geschehen; der Schläfer entspannt sich wieder, und der Schlaf vertieft sich (Abb. 8).

Folge

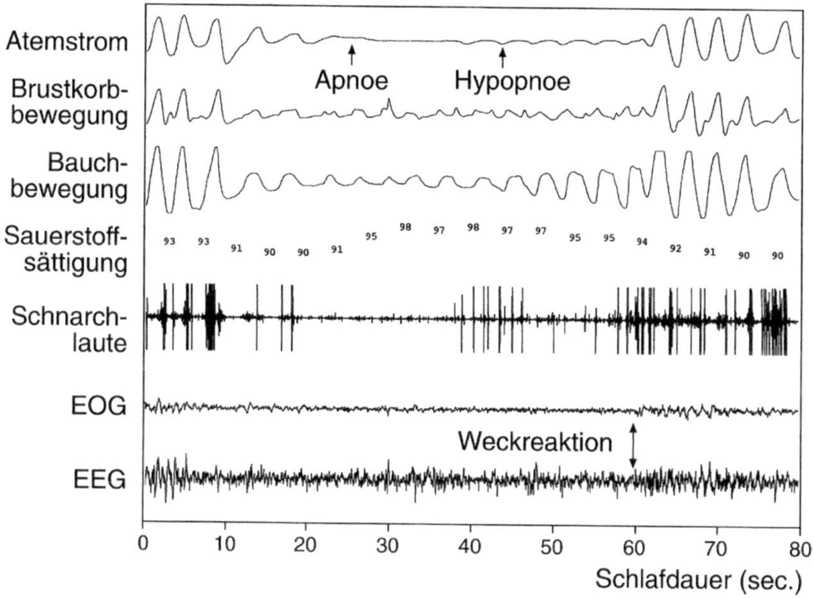

Abb. 8a Obstruktive Apnoeepisode im Schlafprotokoll
Aufzeichnungsdauer 80 Sekunden: Nach etwa 20 Sekunden Aufzeichnungsdauer kommt es zu einem Atemaussetzer, der etwa 20 Sekunden andauert. Anschließend kommt es zu einer 20 Sekunden dauernden Hypopnoe, die von Schnarchgeräuschen eingeleitet wird. In dieser Zeit vollführen Bauch und Brustkorb Atembewegungen. In der 60. Aufzeichnungssekunde zeigt das EEG eine leichte Weckreaktion, begleitet von Augenbewegungen (EOG); die Atmung setzt mit lautem Schnarchen wieder ein. Die Sauerstoffsättigung hinkt dem Atemaussetzer nach: Der Abfall auf 90 % zu Beginn der Apnoe ist noch Folge der vorangehenden, hier nicht dargestellten Atempause. Der durch die jetzige Apnoe verursachte Sauerstoffabfall stellt sich erst ein, nachdem die normale Atmung wieder eingesetzt hat.

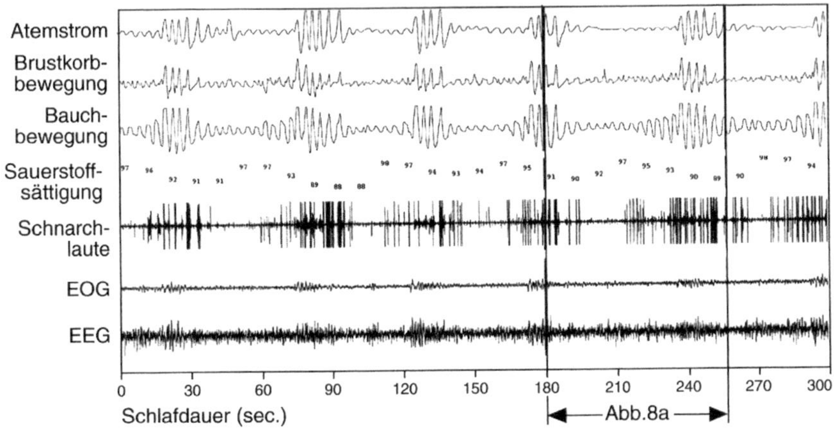

Abb. 8b Schlafapnoe-Syndrom im Schlafprotokoll
Schlafprotokoll desselben Patienten wie bei Abb. 8a. Aufzeichnungsdauer knapp 5 Minuten.

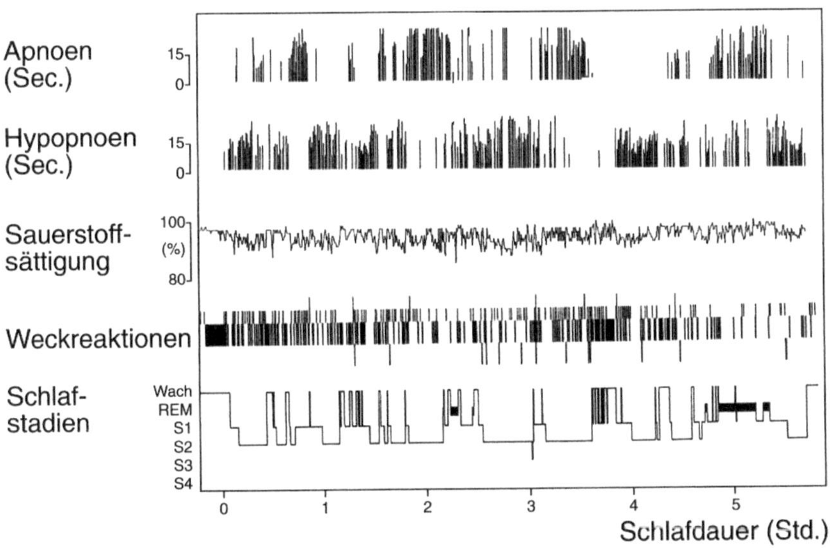

Abb. 9 Schlafapnoe-Syndrom im Schlafprotokoll
Schlafprotokoll desselben Patienten wie bei Abb. 8. Aufzeichnungsdauer 6 Stunden. Jeder Strich markiert eine Apnoe oder Hypopnoe, wobei die Länge des Strichs die Dauer angibt. Man erkennt, dass die Sauerstoffsättigung ausgeprägten Schwankungen unterliegt. Aufgrund der zahlreichen Weckreaktionen werden die Tiefschlafstadien III und IV nicht mehr erreicht.

Aber damit beginnt das Desaster von neuem: Die Rachenmuskulatur erschlafft, die Rachenwände legen sich wieder aneinander, die Atmung ist blockiert! Wieder Weckreaktion, Normalisierung der Atmung, erneutes Einschlafen! Und das alle 5 Minuten oder noch häufiger (Abb. 9)!

Wiederholung des Vorgangs

Die Apnoen setzen bei der Schlafapnoe normalerweise während des Durchganges vom Wachzustand zu Schlafstadium II ein und wiederholen sich laufend. Die Zeitspanne von einer Weckreaktion zur anderen beträgt häufig nur 50 bis 80 Sekunden.

Beginn der Apnoe

Mitte der 90er Jahre konnte experimentell nachgewiesen werden, dass ständige nächtliche Weckreaktionen selbst bei Gesunden die Kollapsneigung der oberen Atemwege erhöht. Diese Beobachtung liefert die Erklärung dafür, dass die durchschnittliche Dauer der Atemstillstände und der Anteil von Apnoen an der Schlafzeit im Laufe der Nacht zunimmt.

Dauer der Atemstillstände nimmt während der Nacht zu

Warum kommt es bei der Schlafapnoe zu einem Verschluss der oberen Atemwege?

Die Wissenschaftler der 60er Jahre standen vor einem Rätsel. Warum kommt es bei einigen Menschen im Schlaf zu einem Verschluss der oberen Atemwege, bei anderen hingegen nicht?

Zwei Erklärungen schienen möglich:

Erklärungen

- Entweder sind die oberen Atemwege bei Schlafapnoikern von vornherein so verengt, dass die nächtliche Entspannung der Rachenmuskulatur gleichsam das Fass zum Überlaufen bringt und dazu führt, dass die Atemwege völlig verschließen.
- Oder die Schlundmuskulatur erschlafft bei ihnen im Schlaf mehr als bei gesunden Personen, so dass es zum Kollaps der oberen Atemwege kommt.

Heute wissen wir, dass eine Kombination beider Mechanismen – wenn auch in unterschiedlichem Ausmaß – an der Entstehung der Schlafapnoe beteiligt sind.
Ein Blick auf das Körpergewicht der Schlafapnoe-Patienten zeigt, dass die Krankheit besonders häufig bei Übergewichtigen zu finden ist. Etwa 60 % aller Schlafapnoepatienten sind übergewichtig. Und bei Übergewichtigen ist die Schlafapnoe viermal häufiger anzutreffen als bei Normalgewicht.

Etwa 60 % aller Patienten sind übergewichtig

Auch die Schwere der Krankheit ist abhängig vom Körpergewicht: Sie verschlimmert sich, wenn der Patient noch einige Pfunde zulegt und bessert sich , wenn die Fettdepots unter Diät dahinschmelzen.

Schwere der Krankheit ist abhängig vom Übergewicht

Die Kompression des Rachens ist offenbar auf eine Massenzunahme in den Halsweichteilen zurückzuführen. Der Rachen ist bei Patienten mit Schlafapnoe auch im Wachzustand enger als normal. Als Ursache fanden sich bei kernspintomographischen Untersuchungen des Halses bei Schlafapnoe-Patienten beidseits des Schlundes seitliche Fettpolster. Je ausgeprägter die Fetteinlagerung, umso schwerer die Schlafapnoe.

Massenzunahme in den Halsweichteilen

Mit anderen Worten: Bei übergewichtigen Patienten kommt die Schlafapnoe vor allem dadurch zustande, dass das Fettgewebe des Nackens von außen auf den Rachen drückt und ihne einengt. Während des Schlafes erschlafft die Muskulatur des Rachens und leistet dem Druck von außen nicht mehr ausreichend Widerstand.

Das Fettgewebe des Nackens drückt von außen auf den Rachen

Ist der Patient jedoch erst einmal zum Dauer-Schnarcher geworden, tritt ein weiterer Mechanismus hinzu, der die Situation noch verschärft:
Nimmt man die einzelnen Mukelgruppen, die den Ra chen erweitern und ihn offen halten, jeweils für sich unter die Lupe, so ergibt sich folgendes Bild: Die größte Muskelgruppe, die für die Weite des Rachens verantwortlich ist, ist die Muskulatur des Zungengrundes. Erschlafft sie, sinkt die Zunge im Liegen nach hinten und verengt die oberen Atemwege.

Muskulatur des Zungengrundes

Daher drängt sich geradezu ein Verdacht auf: Liegt der Schlafapnoe am Ende eine übermäßige Erschlaffung der Zungengrundmuskulatur zugrunde? Diese Frage ist inzwischen mit einem klaren »Nein« beantwortet worden. Die Anspannung der Zungengrundmuskulatur lässt sich nämlich relativ einfach messen. Dabei zeigte sich jedoch, dass diese Muskulatur bei Patienten mit Schlafapnoe während des Schlafs unter höherer Grundspannung steht als üblich.

Erschlaffung der Zungengrundmuskulatur

Mit anderen Worten: Offenbar ist beim Patienten mit Schlafapnoe der Rachen bereits so eng, dass sich der Organismus die normale Erschlaffung der Zungengrundmuskulatur im Schlaf nicht erlauben kann. Er setzt alles daran, eine Erschlaffung dieser Muskelgruppe zu verhindern.

Patienten mit Schlafapnoe

Anders verhält es sich jedoch mit der restlichen Rachenmuskulatur:

Aus der Arbeitsmedizin ist seit Jahrzehnten bekannt, dass Bauarbeiter, die jahrelang mit Presslufthämmern arbeiten, Empfindungsstörungen an den Händen davontragen, bedingt durch eine Schädigung der Nerven.

Bauarbeiter mit Empfindungsstörungen an den Händen

Sollten dann – so die Überlegungen in der kanadischen Arbeitsgruppe um Dr. R. John Kimoff von der McGill Universität in Montreal – jahrelange Schnarch-Vibrationen die Nerven des Rachens völlig unbeeinträchtigt lassen? Mit komplizierten Experimenten konnte Kiemoff 2001 bei Patienten mit Schlafapnoe nachweisen, dass die Schleimhaut-Nerven im Rachen, die dort den Druck registrieren und diese »Daten« an Regelkreise im Gehirn weiterleiten, geschädigt sind und ihre Aufgabe nur unzureichend erfüllen. Ursache der Funktionsstörung dürfte die vibrationsbedingte Schwellung der Rachenschleimhaut infolge des Schnarchens sein. Wenn diese Nerven nicht mehr richtig funktionieren, erschlafft die Rachenmuskulatur, was man eindrucksvoll sehen kann, wenn man bei Gesunden oder Schnarchern den Rachen betäubt: Sie entwickeln prompt beim Schlafen Atemaussetzer.

Schleimhaut-Nerven im Rachen sind geschädigt

Beim Schlafen Atemaussetzer

Aber auch die Funktion der Nerven, die die »Stabilisations -Muskeln« des Rachens versorgen, ist bei Patienten mit Schlafapnoe herabgesetzt. Die Folge: durch die vibrationsbedingte Schädigung der Nerven-Regelkreise ist die im Schlaf ohnehin gefährdete Rachenstabilität zusätzlich bedroht. Wird die Schlafapnoe behandelt, bessert sich die Funktion der Rachennerven übrigens wieder.

Der Body-Mass-Index

Übergewicht = zu hoher Body-Mass-Index

Übergewichtig ist, wer einen zu hohen Body-Mass-Index hat. Der Durchschnitt liegt bei 25 kg/m^2. 95 % der Bundesbürger haben einen Body-Mass-Index unter 30 kg/m^2.

Errechnung des BMI

Der Body-Mass-Index lässt sich leicht errechnen, indem das Körpergewicht durch das Quadrat der Körpergröße geteilt wird. Noch einfacher lässt er sich mit Hilfe des abgebildeten Nomogramms feststellen: Ver-

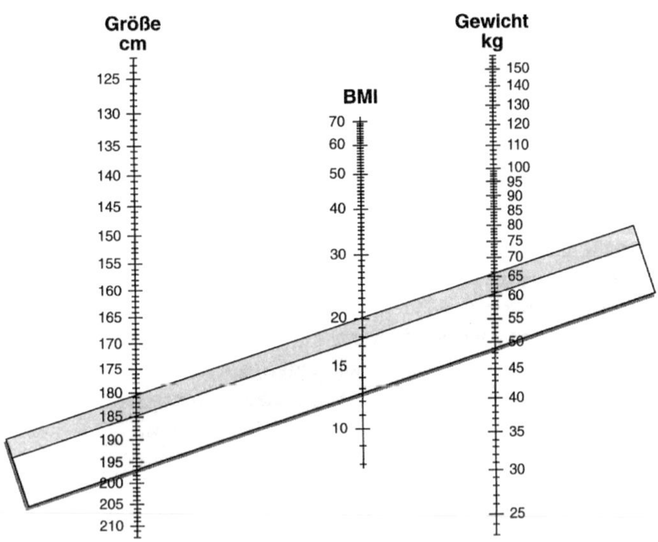

Abb. 10 Nomogramm zur Bestimmung des Body-Mass-Index

binden Sie ihr Körpergewicht auf der linken Skala und ihre Körpergröße auf der rechten mit einem Lineal. Ihren Body-Mass-Index können Sie jetzt auf der mittleren Skala ablesen.

Patienten mit Schlafapnoe bringen häufig zuviel Gewicht auf die Waage. Bei fast allen großen Untersuchungen, die in den letzten Jahren klären sollten, wie häufig die Schlafapnoe in der Bevölkerung vorkommt, lag der durchschnittliche Body-Mass-Index der Patienten mit Schlafapnoe über 30 kg/m². Ein erhöhter Body-Mass-Index gilt als eines der sichersten Hinweiszeichen auf eine Schlafapnoe.

Schlafapnoe-Patienten haben einen zu hohen BMI

Da die Schlafapnoe letztendlich durch das Mehr an Fettgewebe in den Halsweichteilen zustande kommt, übertrifft der Nackenumfang den Body-Mass-Index noch in seiner Aussagekraft, ob eine Schlafapnoe vorliegen könnte.

Wie ist die Schlafapnoe bei normalgewichtigen Menschen zu erklären?

Bei Übergewichtigen ist das Mehr an Fettgewebe in den Halsweichteilen für die Entwicklung der Schlafap noe verantwortlich. Doch wie kommt die Verengung des Rachens bei Schlafapnoikern mit normalem Gewicht zustande? Immerhin zeigen etwa 40 bis 50 % der Schlafapnoiker kein Übergewicht.

Eine Antwort auf diese Frage gab die Arbeitsgruppe um den schottischen Wissenschaftler Mortimore von der Universität Edinburgh. Sie bestimmte mittels Kernspintomographie den Fettgehalt des Nackens und das Gesamtfettgewebe bei normalgewichtigen und übergewichtigen Patienten mit Schlafapnoe und verglich die Messdaten mit denen gesunder Kontrollpersonen.

Untersuchung in Edinburgh

Dabei zeigte sich, dass – anders als die Kontrollpersonen – nicht nur die übergewichtigen, sondern auch viele der relativ normalgewichtigen Schlafapnoepatienten ausgeprägte Fettgewebspolster beidseits des Rachens hatten, die die oberen Atemwege einengten.

Anomalien von Ober- und Unterkiefer

In seltenen Fällen können auch Anomalien von Ober- und Unterkiefer den Rachen soweit einengen, dass eine Schlafapnoe auftritt: Als gesichert gilt, dass eine Verkürzung des Unterkiefers eine Schlafapnoe begünstigt. Neueren Experimenten zufolge könnte die geringere Länge des Unterkiefers darauf zurückzuführen sein, dass die Betroffenen in der Kindheit vor allem durch den Mund und nicht – wie allgemein üblich – durch die Nase atmeten:

Kurzer Unterkiefer begünstigt Schlafapnoe

So führt der experimentelle Verschluss der Nasengänge bei Affen kurz nach der Geburt zu einer ausgeprägten Unterentwicklung des Unterkiefers.

Offenbar ist zur normalen Ausbildung der unteren Gesichtshälfte der Druck der Zunge an den harten Gaumen bei geschlossenem Mund notwendig.

Beobachtung aus der Kinderheilkunde

Diese Theorie deckt sich mit Beobachtungen aus der Kinderheilkunde: Eine Verlegung der Nasenwege bei kleinen Kindern durch Polypen beeinflusst die Gesichtsentwicklung und führt zu einer Verkürzung des Unterkiefers. Werden Polypen und Mandeln frühzeitig entfernt, kommt es nicht zu einer Unterkieferverkürzung.

Auch Kinder können Schlafapnoe haben

Auch Kinder können unter einer Schlafapnoe leiden. Mädchen und Jungen sind gleich häufig betroffen. Besonders häufig findet sich eine Schlafapnoe im Vorschulalter. Schätzungen gehen davon aus, dass unter 50 Kindern dieser Altersgruppe 1 bis 2 mit Schlafapnoe anzutreffen sind. Meistens sind es die in diesem Alter besonders großen Rachenmandeln, die die oberen Atemwege soweit verengen, dass es nächtlich zu Atemaussetzern kommen kann.

Zu große Rachemandeln

Diese Erklärungen gelten jedoch nur für Schlafapnoe-Patienten amerikanischer, europäischer oder australischer Abstammung, denn die bisherigen wissenschaftlichen Ergebnisse stützen sich auf Untersuchungen aus diesen Kontinenten. Kürzlich wurde jedoch erstmalig eine chinesische Studie veröffentlicht, die Häufigkeit und Schwere des Schlafapnoe-Syndroms bei 784 männlichen Büroangestellten in Hongkong untersuchte. Dabei zeigte sich, dass das Schlafapnoe-Syndrom in China genauso häufig angetroffen wird wie in den USA, in Europa oder Australien. Völlig überrascht waren die Wissenschaftler jedoch, dass Chinesen mit Schlafapnoe deutlich schlanker sind als ihre Leidensgenossen in Europa, Amerika und Australien. Und die Beschwerden, die die Schlafapnoe verursacht, sind stärker. Eine Begründung für diese Unterschiede zu Europa und den USA ist noch nicht gefunden: Umfangreiche Untersuchungen zur Rachenanatomie und zur Fettverteilung in den Schlundweichteilen lieferten keine schlüssige Erklärung.

Schlafapnoe-Syndrom in China

Welche Faktoren begünstigen die Entstehung einer Schlafapnoe?

Übergewicht

40 % der Bundesbürger haben einen Body-Mass-Index, der 25 kg/m² überschreitet und sind übergewichtig. 16 % haben einen Body-Mass-Index über 30 kg/m²: Hier beginnt das krankhafte Übergewicht, die Fettsucht. 1 % unserer Mitbürger bringen einen Body-Mass-Index von über 40 kg/m² auf die Waage.

40 % der Bundesbürger sind übergewichtig

»Lasst wohlbeleibte Männer um mich sein, mit glatten Köpfen und die nachts gut schlafen«, so übersetzt A. W. Schlegel die Worte Cäsars in Shakespeares *Julius Cäsar.* Doch Übergewicht nur mit Gutmütigkeit und Gemütlichkeit gleichzusetzen, ist geradezu eine Verharmlosung der Krankheit »Fettsucht« und lässt die schwerwiegenden gesundheitlichen Folgen der »Wohl-

»Lasst wohlbeleibte Männer um mich sein ...«

Übergewicht ist eine chronische Erkrankung

beleibtheit« völlig unbeachtet. Übergewicht ist eine chronische Erkrankung, die zu zahlreichen akuten und chronischen Folgeschäden führt. Dennoch ist Übergewicht das Gesundheitsproblem in unserer Wohlstandsgesellschaft, dessen Bedeutung am stärksten unterschätzt wird.

Für etwa 75 000 Todesfälle verantwortlich

Dabei ist Übergewicht in der Bundesrepublik Deutschland für etwa 75 000 Todesfälle pro Jahr verantwortlich, bedingt durch Schlaganfälle, Herzinfarkte und Krebskrankheiten. Experten gehen davon aus, dass allein 35 % aller Herzkranzgefäßerkrankungen auf Überernährung zurückzuführen sind. Übergewicht ist der wichtigste Risikofaktor für häufige und volkswirtschaftliche teure Krankheiten wie den Diabetes, den Bluthochdruck und Arthrosen. Man schätzt, dass zur Behandlung der Krankheiten, die durch Übergewicht entstehen, 6 % der Gesamtkosten im Gesundheitswesen aufgewendet werden. In der Bundesrepublik entspräche das jährlichen Kosten in Höhe von 30 Milliarden DM. Allein 60 % der Kosten für die Behandlung des Diabetes sind eigentlich dem Übergewicht anzulasten.

Wichtigster Risikofaktor für teure Krankheiten

Übergewicht gilt auch als der entscheidende Risikofaktor für die Entstehung eines Schlaf-Apnoe-Syndroms. Mehr als die Hälfte der Schlafapnoepatienten sind übergewichtig. Je dicker der Patient, umso ausgeprägter die Schlafapnoe. Unter Übergewichtigen ist die Schlafapnoe viermal so häufig wie unter Normalgewichtigen.

Unter Übergewichtigen ist die Schlafapnoe 4-mal häufiger als bei Normalgewichtigen

Und auch der Umkehrschluss gilt: Eine Gewichtsreduktion führt normalerweise zu einer Besserung oder aber zu einer vollständigen Beseitigung der Schlaf-Apnoe.

Alkohol

Dass mancher nach durchzechter Nacht tüchtig schnarchen kann, ist eine Volksweisheit. Alkohol, selbst geringe Mengen, führt zu einer Erschlaffung der Schlundmuskulatur. Das kann solch ein Ausmaß annehmen, dass Menschen, die zum einfachen Schnarchen neigen, nach abendlichem Alkoholkonsum nächtliche Atempausen zeigen. Bei Schlafapnoikern nehmen Häufigkeit und Dauer der Apnoen nach Alkoholkonsum zu, so dass aus einer leichten Schlafapnoe ohne Beschwerden ein Schlafapnoesyndrom werden kann.

Alkohol führt zu einer Erschlaffung der Schlundmuskulatur

Häufigkeit und Dauer der Apnoen nehmen zu

Familiäre Häufung

Leiden andere Familienangehörige unter einer obstruktiven Schlafapnoe, steigt das Risiko, selbst an einer obstruktiven Schlafapnoe zu erkranken, auf das 2- bis 4-fache, je nach Anzahl der betroffenen Familienmitglieder.

2- bis 4-fach höheres Risiko

Schlaflage

In Rückenlage sinkt das Gaumensegel aufgrund der Schwerkraft an die Rachenhinterwand, wenn die Muskulatur erschlafft. Daher beeinflusst die Lage, in der geschlafen wird, den Schweregrad der Schlafapnoe: Die meisten Atemaussetzer finden sich in Rückenlage.
Manchmal fällt bei Auswertung der Schlaflaboruntersuchung auf, dass Phasen gehäufter Apnoen und normale Schlafphasen einander abwechseln: Es handelt sich dann in der Regel um Patienten, die in Seitenlage noch normal atmen oder lediglich schnarchen, bei denen in Rückenlage jedoch der Rachen kollabiert und Apnoen auftreten.

Die meisten Atemaussetzer finden in Rückenlage statt

REM-Schlaf

Spannung der Rachenmuskulatur ist am geringsten

Die Weckschwelle ist erhöht

Apnoen dauern im REM-Schlaf länger

Manchmal treten Atemaussetzer nur im REM-Schlaf auf. Als Ursache wird immer wieder angeführt, dass in dieser Schlafphase die Spannung der Rachenmuskulatur am geringsten ist.
Aber wahrscheinlich ist ein anderes Phänomen von größerer Bedeutung: Die Weckschwelle ist nämlich im REM-Schlaf erhöht, so dass es schwieriger ist, den Schläfer aufzuwecken. Bei verschlossenen oberen Atemwegen kommt es daher erst später zu einer Weckreaktion als im Non-REM-Schlaf, so dass die Apnoen im REM-Schlaf länger dauern und ausgeprägtere Sauerstoffentsättigungen auftreten. Außerdem tritt der REM-Schlaf häufig in Rückenlage ein.
Beide Faktoren begünstigen für sich allein Atemaussetzer und können sich gegenseitig verstärken.

Schlafentzug

Nach Schlafentzug ist die Spannung der Rachenmuskulatur vermindert und die Weckschwelle erhöht. Beides begünstigt obstruktive Apnoen.

Schnarchen

Risikofaktor

Auch das Schnarchen scheint ein Risikofaktor zu sein: Viele Patienten mit Schlafapnoe-Syndrom berichten, dass sie schon Jahre oder sogar Jahrzehnte vor Beginn der typischen Schlafapnoe-Symptomatik geschnarcht hätten.

Rauchen

Begünstigt eine Schlafapnoe

Rauchen begünstigt die Entstehung einer Schlafapnoe. Der Mechanismus ist noch unklar; denkbar wäre, dass

Zigarettenrauch zu einer Entzündung des Rachenraumes führt und die damit verbundene Schwellung der Schleimhäute die Kollapsneigung des Rachens erhöht.

Behinderung der Nasenatmung

Eine Verengung der Nasengänge führt zu größeren Anstrengung bei der Einatmung. Es entsteht ein größerer Unterdruck im Rachen, der dadurch »zusammengezogen« wird. Eine behinderte Nasenatmung kann daher friedliche Schläfer zu Schnarchern machen.

Größere Anstrengung bei der Atmung

Bei der Entstehung einer Schlafapnoe spielt eine behinderte Nasenatmung jedoch allenfalls eine untergeordnete Rolle. Der entscheidende Faktor für die Entstehung von Apnoen ist sie jedenfalls nicht: Eine Verbesserung der Nasenatmung mittels Operation, Erweiterung der vorderen Nasengänge durch einen kleinen Kunststoffbügel oder abschwellende Nasentropfen führt nämlich selten zu einem Rückgang der Atemaussetzer.

Untergeordnete Rolle bei einer Schlafapnoe

Schlafapnoe: Volkskrankheit oder Rarität?

Es ist mir heute noch rätselhaft, dass man herausbringt, was sechzig Millionen Menschen denken, wenn man zweitausend Menschen befragt. Erklären kann ich das nicht. Es ist eben so.

Elisabeth Noelle-Neumann, Meinungsforscherin

Um die sozialmedizinische und volkswirtschaftliche Bedeutung des Schlafapnoe-Syndroms ermessen zu können, benötigt man Angaben zur Häufigkeit der Erkrankung und ihrer Komplikationen.

Daher wurden seit Anfang der 80er Jahre große Bemühungen unternommen, Häufigkeit und Krank-

13 Sudien zur Häufigkeit der Schlafapnoe

heitswert der Schlafapnoe zu erforschen. Bislang wurden in 7 Ländern und 4 Kontinenten insgesamt 13 große Studien zur Häufigkeit der Schlafapnoe bei Erwachsenen durchgeführt, bei denen jeweils unter mehreren tausend Personen die Häufigkeit der Schlafapnoe untersucht wurde.

Wie sind die Studien zur Häufigkeit der Schlafapnoe konzipiert?

Eine Aussage zur Häufigkeit der Schlafapnoe in der Gesamtbevölkerung ist nur möglich, wenn eine möglichst große repräsentative Stichprobe der Bevölkerung untersucht wird. Schlaflaboruntersuchungen sind aber sehr aufwendig und kostspielig.

Um den Aufwand solcher Studien in Grenzen zu halten, ist man bei den bislang durchgeführten Untersuchungen so verfahren, dass man aus der Stichprobe durch eine vorgeschaltete Fragebogen-Aktion diejenigen Personen ausfindig gemacht hat, die die typischen Beschwerden einer Schlafapnoe zeigten. Diese »Unterstichprobe« wurde im Schlaflabor untersucht.

Untersuchung einer Unterstichprobe

Die Ergebnisse wurden anschließend auf die Gesamtstichprobe und schließlich auf die Gesamtbevölkerung hochgerechnet. Fehler bei der Auswahl der Stichprobe werden bei der Hochrechnung vervielfältigt. Dadurch lässt sich erklären, weshalb die angegebenen Häufigkeiten der Schlafapnoe von Studie zu Studie erheblich voneinander abweichen können.

Breite Übereinstimmung

Trotz erheblicher methodischer Schwierigkeiten besteht zwischen den Studien breite Übereinstimmung über die Häufigkeit von nächtlichen Atemstörungen bei Männern mittleren Alters.

Das alleinige Auftreten von Atemaussetzern reicht nach heutiger Auffassung jedoch nicht aus, um von einem Schlafapnoe-Syndrom zu sprechen. Gerechtfertigt ist dies erst, wenn die Apnoen/Hypopnoen zu typischen Beschwerden, also zu ständiger Müdigkeit,

Konzentrations- und Leistungsstörungen führen, was auf 2 bis 5 % der Bevölkerung zutrifft.

2–5 % der Bevölkerung leiden unter den typischen Beschwerden

Die Häufigkeit des klassischen, schweren Schlafapnoe-Syndroms bei Männern im Erwerbsalter wird auf etwa 0,3 % bis 1 % geschätzt. Die Deutsche Gesellschaft für Pneumologie geht von mindestens 200 000 betroffenen Männern in der Bundesrepublik Deutschland aus.

200 000 Männer in Deutschland

Über die Häufigkeit der Schlafapnoe bei Frauen und Kindern gibt es weit weniger Daten als bei Männern. Frauen sind etwa zwei- bis dreimal seltener betroffen als Männer. Häufig tritt die Schlafapnoe bei Frauen erst nach den Wechseljahren auf. Schützen die weiblichen Sexualhormone vor der Schlafapnoe? Diese These wird in Fachkreisen hin und her diskutiert; doch der Versuch, die Schlafapnoe von Männern oder älteren Frauen durch Gabe weiblicher Sexualhormone zu bessern, funktioniert nicht. Ursache für die »Benachteiligung« der Männer scheint ein längerer Rachen und ein größerer weicher Gaumen zu sein. Aber auch die Fettgewebsverteilung im Rachen und eine geringere Anspannung der Zungengrundmuskulatur im Schlaf könnten mitverantwortlich sein.

Frauen sind weniger betroffen

Jahrelang war die Krankheit Schlafapnoe das vernachlässigte und belächelte Stiefkind der Medizin. Doch das hat sich inzwischen geändert. Zahlreiche Veröffentlichungen in der Fachpresse und erfolgreiche Aufklärungsarbeit der schlafmedizinischen Zentren haben zu einem hohen Bekanntheitsgrad in Fachkreisen und in der breiten Öffentlichkeit geführt. Das belegen auch die Zahlen des »Nationalen Zentrums für Gesundheitsstatistik« der USA, das jedes Jahr in großen Praxen und Ambulanzen eine Erhebung durchführt: Die Zahl der US-Bürger, die unter einem Schlafapnoe-Syndrom leiden, wurde 1993 von der »Nationalen Kommission für schlafmedizinische Forschung« auf 18 Millionen geschätzt. An dieser Zahl hat sich bis heute nichts geändert: Während 1990 jedoch nur 110 000 Patienten wegen ihrer Erkrankung

Erfolgreiche Aufklärungsarbeit

medizinischen Rat oder Hilfe suchten, waren es 1998 über 1,3 Millionen. Ein grosser Erfolg für die Medizin und ein Segen für die Betroffenen.

Häufigkeit der Schlafapnoe: Wie müssen die Zahlen bewertet werden?

Fließender Übergang

Eine Schwierigkeit bei der Bewertung der Studien zur Häufigkeit der Schlafapnoe besteht darin, dass der Übergang zwischen normaler Atmung im Schlaf und klassischer Schlafapnoe mit Verlegung der oberen Atemwege, Schnarchen, Sauerstoffuntersättigung des Blutes und dauernder Müdigkeit fließend ist. Die durch wissenschaftliche Untersuchungen ermittelte Häufigkeit des Schlafapnoe-Syndroms hängt natürlich davon ab, wo die Grenze zwischen normal und krank gezogen wird.

Ergebnis einer Studie von 1993

Ein Blick auf die Ergebnisse einer der größten und damit aussagekräftigsten Studien zu diesem Thema, die 1993 von Terry Young vorgestellt wurde, zeigt das sehr eindrucksvoll: Einbezogen in die Untersuchung wurden 3513 Männer und Frauen im Alter zwischen 30 und 60 Jahren, die bei Behörden des Bundesstaates Wisconsin beschäftigt waren. Danach hatten 24 % der Männer und 9 % der Frauen 5 oder mehr Apnoen/Hypopnoen pro Stunde. 10 oder mehr Apnoen/Hypopnoen pro Stunde fanden sich bei 15 % der Männer und 5 % der Frauen. Einen AHI von 15 oder mehr Apnoen/Hypopnoen pro Stunde zeigten nur noch 9 % der Männer und 4 % der Frauen.

Definition der Amerikanischen Gesellschaft für Schlafmedizin

Die Definition der Amerikanischen Gesellschaft für Schlafmedizin für die Schlafapnoe (5 oder mehr Apnoen oder Hypopnoen pro Stunde *und* Symptome durch die Schlafapnoe, v.a. ständige Müdigkeit) fand Young hingegen nur bei 4 % der Männern und 2 % der Frauen erfüllt.

Je niedriger also die Grenze zwischen »noch-normal« und »schon-unnormal« gezogen wird, umso größer die Patientenzahl, bei der eine Schlafapnoe diagnostiziert wird. Ein Verschieben der Diagnoseschwelle suggeriert, dass die Schlafapnoe ein riesiges oder ein eher geringes gesundheitspolitisches Problem darstellt. Die Zahl der Patienten, die tatsächlich eine Therapie benötigt, ändert sich dadurch aber nicht, da nach heutiger Auffassung nur die Patienten behandelt werden sollten, bei denen die Schlafapnoe für ausgeprägte Müdigkeit, Konzentrationsstörungen oder andere Symptome verantwortlich ist.

Behandlungsbedürftige Patienten

Der feine Unterschied zwischen Schlafapnoe (= alle Patienten, die eine bestimmte Anzahl von Apnoen und Hypopnoen pro Stunde haben) und Schlafapnoe-Syndrom (= Schlafapnoe + Symptome) kann leicht übersehen werden; Zahlenjongleure haben daher bei der Schlafapnoe leichtes Spiel.

Art der Untersuchung beeinflusst die Ergebnisse

Aber auch die Art der Untersuchung hat großen Einfluss auf die Ergebnisse, die präsentiert werden: So kommt der Kommentator einer angesehenen englischsprachigen medizinischen Fachzeitschrift zu dem Schluss, dass »ungefähr 1 % der männlichen Bevölkerung in Europa und ungefähr 4 % in Nordamerika« unter einem Schlafapnoe-Syndrom leiden. Ist die Schlafapnoe in den Vereinigten Staaten viermal häufiger als in Europa? Glücklicherweise nicht!

Schlafapnoe in den USA 4-mal häufiger als in Europa?

Ohne es zu merken, hat der genannte Kommentator zwei Studien-Ergebnisse miteinander verglichen, die man nicht ohne weiteres vergleichen darf: Die Häufigkeit des Schlafapnoe-Syndroms in Nordamerika hat er nämlich aus den Ergebnissen der Young-Studie übernommen; für Europa zitiert er die große Oxforder Untersuchung von Stradling und Crosby aus dem Jahre 1991. Allerdings haben Stradling und Crosby gar nicht die Atemaussetzer gemessen, sondern die nächtlichen Sauerstoff-Abfälle im Blut, was messtechnisch bei weitem nicht so aufwendig ist. Weil aber nicht jede Apnoe bzw. Hypopnoe zu einem Sauerstoffabfall führt, zeigen Studien, die auf einer Messung der Sauerstoffsättigung basieren, grundsätzlich eine geringere

Sauerstoff-Abfälle im Blut

Häufigkeit der Schlafapnoe als die Studien, die die Atemaussetzer bestimmen.

Schlafapnoe: Krankheit des alten Menschen?

Studie von 1998 aus Pennsylvanien

Die wichtigste und zugleich umfangreichste Untersuchung zur Häufigkeit der Schlafapnoe stammt aus der Universitätsklinik von Pennsylvanien aus den Vereinigten Staaten von der Arbeitsgruppe um Edward Bixler. 1998 wurde sie der Weltöffentlichkeit vorgestellt.

Aus früheren Untersuchungen war bekannt, dass die Zahl der Atemaussetzer im Schlaf mit zunehmenden Lebensalter ständig zunimmt. Andererseits hatte man beobachtet, dass viele ältere Menschen mit Schlafapnoe völlig beschwerdefrei waren, also kein eigentliches Schlafapnoe-Syndrom hatten.

Bixler wollte mit seiner Studie nicht nur genaue Angaben zur Häufigkeit von Apnoen und Hypopnoen in allen Altersgruppen ermitteln, sondern suchte auch nach einer Erklärung, weshalb ein- und dasselbe Krankheitsbild bei Personen vor dem 65. Lebensjahr zum Teil erhebliche, bei älteren Menschen hingegen wenig Beschwerden verursacht.

Untersuchung an 741 Männern

Er ermittelte durch eine Telefonumfrage nach dem Zufallsprinzip 4364 Männer im Alter zwischen 20 und 100 Jahren. 741 der Studienteilnehmer wurden ausführlich im Schlaflabor untersucht.

Ergebnisse

Die Untersuchung bestätigte zunächst Bekanntes: Je älter ein Mensch, umso häufiger treten im Schlaf Atempausen oder Hypopnoen auf; so ließen sich mehr als 10 Apnoen/Hypopnoen pro Stunde bei 3,2 % der Testpersonen in der jüngsten Gruppe (bis 44 Jahre) nachweisen. Von den 45- bis 64-Jährigen waren bereits 11,8 % und ab dem 65. Lebensjahr 23,9 % betroffen.

Älter Menschen mit Apnoen haben weniger oder keine Beschwerden

Auch die Tatsache, dass ältere Menschen mit Apnoen oder Hypopnoen weniger oder gar keine Beschwerden haben, fand sich bestätigt: Obwohl jeder Vierte der

Senioren mehr als 10 Apnoen/Hypopnoen pro Stunde hatten, zeigte nur jeder Vierzigste zusätzlich die typischen Symptome eines Schlafapnoesyndroms (ausgeprägte Müdigkeit oder apnoebedingte Herz-/Kreislauferkrankungen). Im Alter zwischen 45 und 64 Jahren litten hingegen mehr als doppelt so viele der Testpersonen unter einem Schlafapnoe-Syndrom. Vor dem 45. Lebensjahr war das Schlafapnoe-Syndrom selten: Auf 250 Testpersonen kam ein Patient mit Schlafapnoe (Abb. 11).

Vor dem 45. Lebensjahr war das Schlafapnoe-Syndrom selten

Aber ältere Menschen litten nicht nur seltener unter den typischen Beschwerden eines Schlafapnoe-Syndroms; bei ihnen fanden sich außerdem deutlich geringere Abfälle der Sauerstoffsättigung und seltener schwere obstruktive Apnoen (AHI > 20/Std).

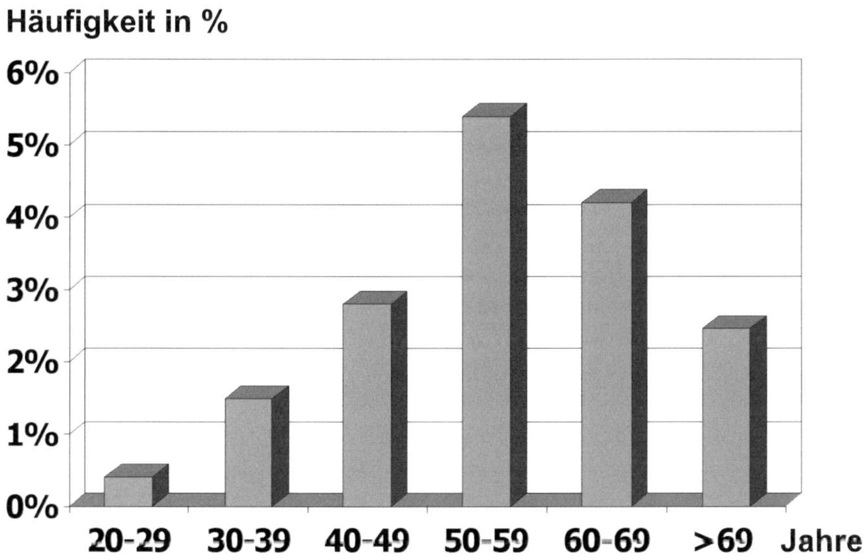

Abb. 11 Die Häufigkeit des obstruktiven Schlafapnoe-Syndroms (mehr als 10 Apnoen/Hypopnoen pro Stunde kombiniert mit Müdigkeit oder Herz-/Kreislauferkrankungen) zeigt einen kontinuierlichen Anstieg von 0,4 % in der jüngsten Altersgruppe auf 5,4 % in der mittleren Altersgruppe und dann einen Rückgang auf 2,5 % bei älteren Menschen. Nimmt man alle Altersgruppen zusammen, leiden 3,3 % der Untersuchten unter einem Schlafapnoe-Syndrom.

> Die Ergebnisse gaben Rätsel auf: Je älter die untersuchten Personen, umso häufiger waren Atemaussetzer nachzuweisen. Andererseits waren paradoxerweise typische Apnoe-Beschwerden, Sauerstoffentsättigungen und schwere obstruktive Apnoen in höherem Lebensalter seltener als bei jüngeren Menschen.

Als man jedoch die Atemaussetzer, die auf einen Kollaps des Rachens zurückzuführen waren (obstruktive Apnoen) getrennt von denen auswertete, bei denen das Atemzentrum im Zentralnervensystem keinen Impuls zur Atmung gibt (zentrale Apnoen), zeigte sich interessanterweise, dass die Atemaussetzer bis zum 65. Lebensjahr fast immer durch einen Verschluss der oberen Atemwege verursacht wurden. Bei älteren Menschen änderte sich an der Häufigkeit obstruktiver Apnoen nichts. Die Zunahme der Atemaussetzer kam durch eine größere Häufigkeit zentraler Apnoen und Hypopnoen zustande.

Bei älteren Menschen Zunahme zentraler Apnoen

Dass ältere Patienten trotz häufigerer Atemaussetzer seltener unter den typischen Beschwerden einer Schlafapnoe leiden, ließe sich damit erklären, dass zentrale Apnoen wahrscheinlich einen normalen Alterungsprozess widerspiegeln. Außerdem nimmt die Bedeutung einer leicht- bis mittelgradigen obstruktiven Schlafapnoe für die Gesundheit mit zunehmendem Alter offenbar ab.

Zentrale Apnoen spiegeln wahrscheinlich einen normalen Alterungsprozess wider

Beschwerden und Folgeschäden durch die Schlafapnoe

Die unmittelbaren Folgen der nächtlichen Apnoen

Schon die frühesten Untersuchungen der Schlafapnoe deuteten darauf hin, dass Atemaussetzer im Schlaf krank machen. Krank nicht nur, weil die Betroffenen ständig übermüdet sind; überdurchschnittlich häufig lassen sich bei diesen Patienten ein erhöhter Blutdruck, Herzrhythmusstörungen, eine Herzkranzgefäßverengung und eine Herzschwäche diagnostizieren. Sind diese Begleiterkrankungen auf die Schlafapnoe zurückzuführen? Und falls dem so ist, welche Mechanismen sind dafür verantwortlich?

Atemaussetzer machen krank

Nächtliche Atemwegsblockaden im Minutentakt bringen die normalen Funktionsabläufe des Körpers völlig durcheinander. Sauerstoffmangel während des Schlafes, Dauerstress mit Aktivierung des vegetativen Nervensystems und unzähligen Weckreaktionen, große Druckschwankungen im Brustkorb: Man möchte meinen, dass jede dieser Apnoefolgen für sich allein ausreicht, krank zu machen. Sehen wir uns die Apnoefolgen genauer an (Abb. 12):

Normale Funktionsabläufe im Körper kommen durcheinander

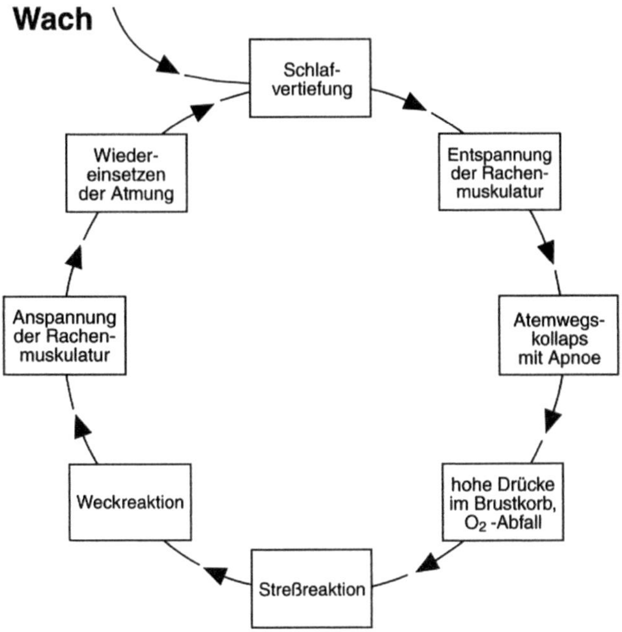

Nächtlicher Sauerstoffmangel

Lunge wird gegen Außenwelt abgeriegelt

Ein Verschluss der oberen Atemwege riegelt die Lunge gegen die Außenwelt ab: Der Zustrom von Sauerstoff in die Lungenbläschen und die Abgabe von Kohlendioxid an die Außenluft sind unterbunden.

Zellen verbrauchen weiterhin Sauerstoff

Die Zellen des Körpers arbeiten aber ununterbrochen weiter: Sie verbrauchen kontinuierlich Sauerstoff, den sie dem Blut entziehen, und geben das Abfallprodukt Kohlendioxid an das Blut ab.

In Lungenbläschen, Blut und Körpergeweben kommt es zu einem Sauerstoffmangel, während der Kohlendioxidgehalt im Blut ansteigt. Je höher der Sauerstoffbedarf des Körpers (und bei Übergewicht ist der Bedarf natürlich erhöht!), um so schneller stellt sich ein Sauerstoffmangel bei einem Atemstillstand ein. Je länger die Apnoe-Phasen andauern, um so ausgeprägter der Sauerstoffmangel.

Je länger die Apnoe-Phasen, desto ausgeprägter der Sauerstoffmangel

Exzessive Druckschwankungen im Brustkorb

Obwohl die oberen Atemwege verlegt sind, führen Brustkorb und Zwerchfell ihre normalen Atembewegungen durch: Der Brustkorb erweitert sich, das Zwerchfell tritt nach unten, um einen Unterdruck zu erzeugen und Luft anzusaugen.

Normale Atembewegungen von Brustkorb und Zwerchfell

Da die Atemwege blockiert sind, kann der Unterdruck jedoch nicht durch die nachströmende Luft ausgeglichen werden, so dass im Brustkorb erhebliche Druckschwankungen entstehen. Unterdrücke bis zu −100 mbar am Ende des Atemstillstandes sind keine Seltenheit.

Erhebliche Druckschwankungen im Brustkorb

Durch diesen Unterdruck wird venöses Blut aus dem Körper in den Brustkorb angesaugt, das vom Herzen weitergepumt werden muss.

Gleichzeitig behindert der Unterdruck jedoch die Pumpfunktion des Herzens, so dass der Verschluss der oberen Atemwege über die hohen Druckschwankungen im Brustkorb zu einer erheblichen Mehrbelastung des Herzens führt.

Unterdruck behindert die Pumpfunktion des Herzens

Stressreaktion mit Aktivierung des vegetativen Nervensystems

Ein Verschluss der Atemwege bedeutet für unseren Körper höchste Alarmstufe. Nach einigen Sekunden wird eine Weckreaktion ausgelöst, und der Sympathicus, also der Teil unseres vegetativen Nervensystems, der für höchste Leistungsfähigkeit des Organismus zuständig ist, wird aktiviert: Der Herzschlag, der sich zu Beginn der Apnoe verlangsamt hat, beginnt zu rasen, und der Blutdruck schießt in die Höhe. Die Nebennieren schütten Adrenalin aus, was die Stressreaktion noch anheizt. Wahrscheinlich wird sie auch noch durch den Sauerstoffmangel verstärkt.

Weckraktion

Rasender Herzschlag und hoher Blutdruck

Die Aktivierung des vegetativen Nervensystems begünstigt Herzrhythmusstörungen, insbesondere wenn

Herzrhythmusstörungen werden begünstigt

das Herz aufgrund einer Herzkranzgefäßverengung bereits vorgeschädigt ist. Besonders häufig werden Rhythmusunregelmäßigkeiten direkt im Anschluss an den Atemaussetzer gesehen.

Schlaffragmentation: zerhackte Nachtruhe

Atemaussetzer, Abfall der Sauerstoffsättigung im Blut und die vergebliche Anstrengung von Zwerchfell und Brustkorb, trotz verschlossener Atemwege Luft in die Lunge zu saugen, lösen eine Alarmreaktion aus, die das Ersticken verhindern soll.

Ersticken wird verhindert

Das vegetative Nervensystem wird aktiviert, die Frequenz der Hirnströme wird plötzlich schneller, der Schlafende wird unruhig und kann sogar für Sekunden ganz aufwachen.

Weckraktion

Diese Weckreaktion führt zu erneuter Anspannung der Rachenmuskulatur, die Atmung setzt mit lautem Schnarchen wieder ein, und der Patient sinkt wieder in Schlaf. Abermals erschlafft die Rachenmuskulatur und verlegt die Atmung. Alles beginnt wieder von vorn: Apnoe, Alarmreaktion und Weckreaktion.

Und dies Nacht für Nacht hundert-, zweihundert-, dreihundertmal oder noch häufiger. Der Schlaf ist zerhackt, die Wissenschaft spricht von *Schlaffragmentation*. Tiefschlafstadien werden vom Schläfer nicht mehr erreicht.

Schlaffragmentation = Schlafentzug

Schlaffragmentation ist Schlafentzug und wirkt sich genauso aus: Der Betroffene ist ständig übermüdet und reizbar, hat Konzentrations- und Gedächtnisstörungen. Seine Urteilsfähigkeit ist vermindert. Er leidet vermehrt unter Ängstlichkeit und Depression, kann unkalkulierbar oder aggressiv reagieren und kommt mit seiner Arbeit nicht zurecht.

Schäden für Sexualleben und Partnerschaft

Leidtragender ist nicht nur der Patient; Sexualleben und Partnerschaft können Schaden nehmen. Die Geduld und das Verständnis von Familie, Freundeskreis, Kollegen und Vorgesetzten am Arbeitsplatz kann zum

Zerreißen auf die Probe gestellt sein. In die Diskussion, ob die ständige Müdigkeit der Schlafapnoe-Patienten hauptsächlich durch die Schlaffragmentation, den nächtlichen Sauerstoffmangel oder beides verursacht ist, brachte 1996 der britische Wissenschaftler *Sascha Martin* Bewegung: 16 Studenten fanden sich bereit, in die Rolle eines Schlafapnoe-Patienten zu schlüpfen. Eine Nacht lang wurde ihr Schlaf alle zwei Minuten durch Geräuschimpulse so unterbrochen, dass das EEG für mindestens 3 Sekunden eine Weckreaktion zeigte.

Versuch von Sascha Martin

Nach dieser Nacht mit Schlaffragmentation zeigten alle Testpersonen die typischen Symptome des Schlafapnoe-Syndroms: Sie mussten sich anstrengen, wach zu bleiben. Denkvermögen, Aufmerksamkeit und geistige Wendigkeit ließen nach, und die Stimmung war auf dem Nullpunkt.

Typische Symptome des Schlafapnoe-Syndroms

Einen Test im Fahrsimulator absolvierten sie erstaunlicherweise ebenso gut wie vorher: Offenbar können bei monotonen Aufgaben die Effekte der Schlaffragmentation leichter überspielt werden.

Das Fazit der Untersuchung: Die Müdigkeit der Schlafapnoe-Patienten kommt durch die gestörte Schlafarchitektur und nicht durch den nächtlichen Sauerstoffmangel zustande.

Die Zerstückelung der Nachtruhe ist für die extreme Müdigkeit der Schlafapnoe-Patienten, für Denkstörungen, Depressionen und Versagen im Privat- und Berufsleben verantwortlich.

Die Zerstückelung der Nachtruhe ist für Müdigkeit verantwortlich

Bei starker Müdigkeit erschlafft die Rachenmuskulatur. Die Müdigkeit der Schlafapnoe-Patienten macht die oberen Atemwege also noch anfälliger, im Schlaf zu kollabieren. Müdigkeit verschlimmert die Schlafapnoe, die Schlafapnoe verstärkt die Müdigkeit: Ein Teufelskreis!

Erschlaffung der Rachenmuskulatur bei starker Müdigkeit

Todmüde? Testen sie sich selbst!

Epworth-Schläfrigkeitstest

1991 wurde von Dr. M. W. Johns ein Fragebogen entwickelt, mit dem die Ausprägung der Müdigkeit am Tage eingeschätzt werden kann. Dieser sogenannte Epworth-Schläfrigkeitstest wird heute in vielen schlafmedizinischen Zentren eingesetzt, weil er Angaben zum Schweregrad des Schlafapnoe-Syndroms liefert. Geprüft wird, ob die Müdigkeit eines Patienten so groß ist, dass er tagsüber in Gefahr steht, ungewollt einzudösen. Der Test beschreibt 8 Alltagssituationen; schätzen sie bitte ab, ob sie unter den geschilderten Umständen einschlafen würden. Wenn sie eine der beschriebenen Situationen in letzter Zeit nicht erlebt haben, versuchen sie bitte, sich in die Situation hineinzuversetzen und sich vorzustellen, ob sie dabei eingeschlafen wären:

Schlafen Sie in letzter Zeit in folgenden Situationen zwanghaft ein?

	nie	selten	oft	sehr oft
Ich sitze im Stuhl und lese.	[0]	[1]	[2]	[3]
Ich sehe Fernsehen.	[0]	[1]	[2]	[3]
Ich sitze im Theater oder in einer Versammlung.	[0]	[1]	[2]	[3]
Ich bin Mitfahrer in einem Auto, das seit einer Stunde unterwegs ist.	[0]	[1]	[2]	[3]
Ich lege mich nachmittags zum Ausruhen hin.	[0]	[1]	[2]	[3]
Ich unterhalte mich mit anderen.	[0]	[1]	[2]	[3]
Ich sitze nach dem Mittagessen im Sessel.	[0]	[1]	[2]	[3]
Ich sitze in einem Auto, das für wenige Minuten an einer Ampel anhält.	[0]	[1]	[2]	[3]

Zählen Sie ihre Punkte zusammen. Bis zu 6 Punkte gelten als normal. Wenn sie 10 oder mehr Punkte erreichen, sollten sie mit ihrem Arzt über ihr Problem sprechen.

Verkehrsunfälle durch Schlafapnoe?

2002 wurden in der Bundesrepublik Deutschland von der Polizei 2,3 Millionen Unfälle im Straßenverkehr mit 362 Tausend Verletzten erfasst. 6832 Menschen kamen zu Tode. In den Vereinigten Staaten sind Autounfälle bereits die dritthäufigste Todesursache. Nach den offiziellen Statistiken rangieren Alkohol und zu hohe Geschwindigkeit auf Platz 1 und 2 der Ursachen-Statistik, Erschöpfung und Müdigkeit sind jedoch häufig mit im Spiel.

Ergebnisse einer Fragebogenaktion 1996

Wie häufig, lassen die Antworten einer Fragebogenaktion bei 4621 männlichen Autofahrern erahnen, die der Wissenschaftler G. Maycock 1996 durchführte. 29 % der Fahrer gaben nämlich zu, in den letzten 12 Monaten am Steuer kurz eingenickt zu sein. Und mit Müdigkeit standen immerhin 9–10 % aller Unfälle in Verbindung. Diese anonym erhobenen Zahlen unterscheiden sich deutlich von den amtlichen Statistiken, nach denen nur 0,5–3,7 % der Unfälle auf Übermüdung der Fahrer zurückzuführen sind. Experten schätzen, dass auf deutschen Autobahnen ein Viertel aller tödlichen Verkehrsunfälle darauf zurückzuführen ist, dass der Fahrer am Steuer eingeschlafen ist.

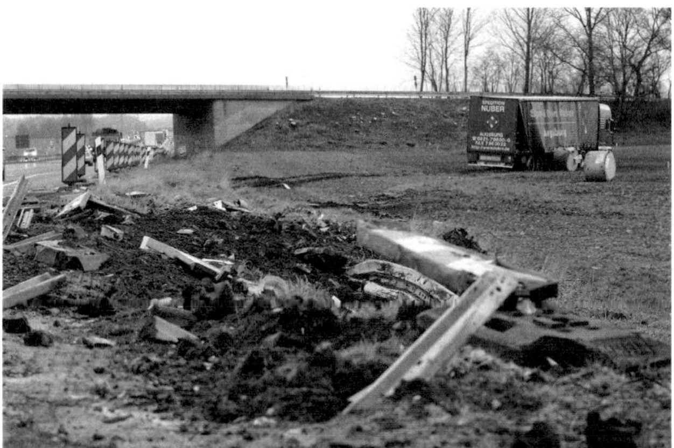

Abb. 13 9–10 % aller Autounfälle sind auf Müdigkeit zurückzuführen

Auffahrunfälle und Abkommen von der Fahrbahn

Auf eine Übermüdung oder sogar ein Einschlafen am Steuer deuten Auffahrunfälle ohne ersichtlichen Grund oder ein Abkommen von der Fahrbahn hin.

3- bis 7-fach höheres Autounfallrisiko

Befragungen der letzten Jahre ergaben, dass Patienten mit Schlafapnoe-Syndrom ein insgesamt 3- bis 7-fach höheres Autounfall-Risiko haben als andere Autofahrer.

Das Unfall-Risiko ist jedoch abhängig von der Schwere des Schlafapnoe-Syndroms: Patienten, deren Apnoe-Hypoepnoe-Index unter 25/Std. liegt, die also eine leichtgradige Schlafapnoe haben, verursachen ebenso selten Autounfälle wie der durchschnittliche Autofahrer.

Unfallfrei in den letzten 5 Jahren

Und bei einer Erhebung zum Unfallrisiko bei unbehandeltem Schlafapnoe-Syndrom gaben zwei Drittel der Befragten an, in den letzten 5 Jahren unfallfrei gefahren zu sein.

> Die meisten Patienten mit Schlafapnoe können offenbar trotz allgemeiner Müdigkeit ein ausreichendes Maß an Aufmerksamkeit aufrechterhalten. Außerdem ist anzunehmen, dass sie von sich aus Vorsichtsmaßnahmen ergreifen, also beispielsweise das Steuer dem Ehepartner überlassen.

Unfallrisiko nimmt überproportional zu bei zunehmender Schwere der Schlafapnoe

Mit zunehmender Schwere der Schlafapnoe nimmt jedoch das Unfallrisiko überproportional zu: Fast jeder zweite Patient mit einem Apnoe-Hypopnoe-Index über 75/Std. bekannte, mindestens einmal pro Woche am Steuer einzuschlafen.

Hochrisikopatienten

Als typische Hochrisikopatienten gelten Schlafapnoiker mit ausgeprägter Tagesmüdigkeit, bei denen in der Vorgeschichte Autounfälle bekannt sind. Bei diesen Patienten muss umgehend eine Behandlung der Schlafapnoe eingeleitet und die Effektivität der Therapie nach zwei Monaten überprüft werden. Unter Behandlung normalisiert sich die Fahrtüchtigkeit innerhalb kürzester Zeit.

Besondere Sorge muss bereiten, dass Berufskraftfahrer offenbar überdurchschnittlich häufig an einer Schlaf apnoe leiden: Einer Untersuchung aus dem Jahre 1995 zufolge sind bis zu 10 % der amerikanischen Fernfahrer von einer schweren Schlafapnoe betroffen.

Berufskraftfahrer leiden überdurchschnittlich oft an Schlafapnoe

Eine mögliche Erklärung für diese Häufung könnte darin liegen, dass diese Fahrer berufsbedingt zu wenig schlafen. Schlafentzug begünstigt einen Kollaps der oberen Atemwege und gilt deshalb als Risikofaktor für eine Schlafapnoe.

Folgeerkrankungen durch Schlafapnoe?

Ob die Schlafapnoe zu lebensbedrohlichen Herzkreislaufkrankheiten führt, ist in den letzten Jahren in Fachzeitschriften und auf Kongressen hitzig diskutiert worden.

Herzkreislaufkrankheiten

Bereits den Wissenschaftlern, die sich als erste der Erforschung der Schlafapnoe verschrieben, fiel auf, dass diese Patienten nicht selten zusätzlich unter bedrohlichen Herzkreislaufkrankheiten litten. Inzwischen ist bewiesen, dass Patienten mit Schlafapnoe zweimal häufiger unter einem Bluthochdruck, dreimal häufiger unter einer Herzkranzgefäßverengung und viermal häufiger unter Hirndurchblutungsstörungen leiden als die Normalbevölkerung.

Auch Herzrhythmusstörungen, Schlaganfälle, Herzinfarkte und der plötzliche Herztod sind bei schwerem Schlafapnoe-Syndrom häufiger zu finden.

Widersprüchlich sind die Untersuchungen zur Leben serwartung bei Schlafapnoe: Einige der frühen Untersuchungen zeigten, dass die Lebenserwartung jüngerer Patienten (unter 50 Jahren) mit schwerem Schlafapnoe-Syndrom aufgrund von Herzkreislauferkrankungen vermindert zu sein scheint, wenn das Schlafapnoe-Syndrom nicht behandelt wird.

Untersuchungen zur Lebenserwartung bei Schlafapnoe

Andere Studien konnten dies nicht bestätigen. Für ältere Menschen gibt es sogar inzwischen eine Fülle von Daten, die zeigen, dass eine leicht- bis mittelgradige Schlafapnoe ohne Beschwerden weder Herzkreislaufkrankheiten begünstigt noch einen Einfluss auf die Lebenserwartung hat.

Mechanismus für die Entwicklung von Herzkreislauferkrankungen

Den Mechanismus für die Entwicklung von Herzkreislauferkrankungen könnte man sich so vorstellen: Die Apnoen werden vom Körper als Bedrohung registriert und lösen eine Stressreaktion aus, zu der wahrscheinlich auch der Sauerstoffmangel beiträgt; jeder Atemwegsverschluss führt zu kurzen, aber eindrucksvollen Aktivitätssteigerungen des sympathischen Nervensystems: Es kommt zu einer Pulsbeschleunigung und zu vorübergehenden ausgeprägten Blutdruckanstiegen (Abb. 14). Diese ständige Belastung der Blutgefäße könnte zu Dauerschäden führen.

Übergewicht als Risikofaktor

Andererseits sind viele dieser Patienten übergewichtig, und Übergewicht gilt als einer der bedeutsamsten Risikofaktoren für Herzkreislauferkrankungen. Bleibt die Frage: Ist das Übergewicht alleinige Ursache der begleitenden Krankheiten oder erhöht die Schlafapnoe das Risiko?

Die Antwort auf diese Frage hat unglaubliche Auswirkungen: Ist die Schlafapnoe nämlich nicht an der Entstehung von Herzkreislaufkrankheiten beteiligt, würde es ausreichen, nur die Patienten zu behandeln, die der Definition nach unter einem Schlafapnoe-Syndrom leiden: also die eigentlich »kranken« Patienten, die über ständige Müdigkeit klagen oder aufgrund schwerer Herzlungenkrankheiten durch nächtliche Sauerstoffmangelzustände bedroht wären.

Prozentzahlen für Schlafapnoe-Kranke

In Zahlen ausgedrückt: Nach der US-amerikanischen Untersuchung von Terry Young hatten 4 % der Männern und 2% der Frauen im Erwerbsalter ein Schlafapnoe-Syndrom gemäß der Definition der Amerikanischen Gesellschaft für Schlafmedizin. Wenn man diese Ergebnisse auf die Bundesrepublik überträgt, müssten allein in der Altersgruppe der 30- bis 60-Jährigen etwa

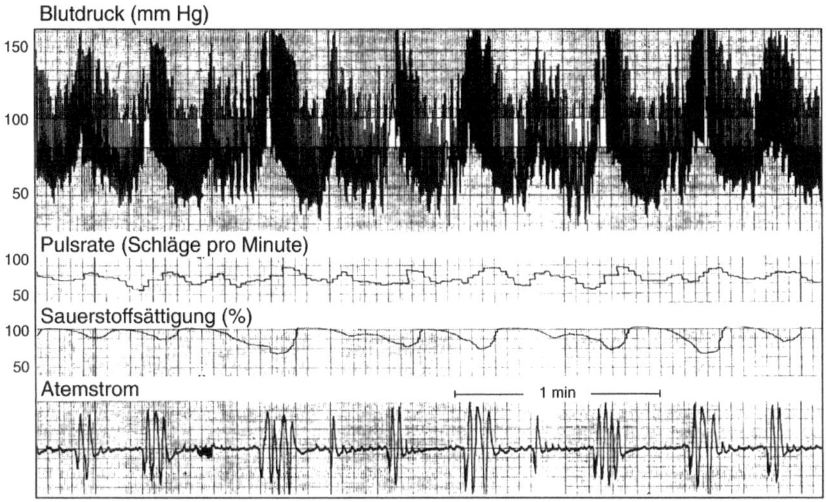

Abb. 14 5-minütige Aufzeichnung von Blutdruck, Pulsrate, Sauerstoffsättigung des Blutes und Atemfluss bei einem Patienten mit Schlafapnoe
Am Ende der Atemstillstände kommt es zu einem Blutdruckanstieg und zu einer Pulsbeschleunigung, die auch nach Einsetzen der Atmung noch einige Zeit andauern. Während der Atemaussetzer sinkt die Sauerstoffsättigung und erreicht nach einigen Atemzügen wieder ihren Ausgangswert.

1,1 Millionen Menschen behandelt werden. Trägt die Schlafapnoe hingegen zur Entwicklung weiterer Krankheiten bei, müssten alle Patienten mit gehäuften Apnoephasen im Schlaf vorbeugend behandelt werden, um Komplikationen zu verhüten – selbst wenn sich die Betroffenen völlig gesund fühlen.

6,1 Millionen Personen wären zu behandeln

Die Zahl der behandlungspflichtigen Personen im Alter zwischen 30 und 60 Jahren in der Bundesrepublik Deutschland würde sich etwa versechsfachen und auf 6,1 Millionen Personen anwachsen; auf das Gesundheitswesen käme eine Kostenlawine ungeahnten Ausmaßes zu.

Gegenwärtig spricht viel dafür, dass nächtliche Atemstillstände kein eigenständiger Risikofaktor für gefährliche Zweiterkrankungen sind; um diese Frage jedoch definitiv beantworten zu können, wird gegenwärtig in den Vereinigten Staaten unter Federführung des Nationalen Gesundheitsamtes eine grossangelegte Untersuchung an 6000 Menschen durchgeführt, die zeigen soll, ob Patienten mit unbehandelter und überwiegend asymptomatischer Apnoe im Laufe der Jahre häufiger Herzkreislauferkrankungen entwickeln als Vergleichspersonen.

Kostenlawine im Gesundheitswesen durch die Schlafapnoe?

Bislang gibt es noch keine Untersuchungen, die Kosten und Nutzen diagnostischer und therapeutischer Maßnahmen beim Schlafapnoe-Syndrom gegenübergestellt hätten. Für die Vereinigten Staaten und für die Bundesrepublik Deutschland liegen jedoch Schätzungen der Kosten vor.

Mit amerikanischem Sinn für PR-Arbeit hat die Nationale Kommission für Schlafbezogene Atemstörungen 1994 einen Bericht unter dem Titel »Wach auf, Amerika!« vorgelegt, der davon ausgeht, dass zwischen 7 und 18 Millionen Amerikaner das Minimal-Kriterium für eine Schlafapnoe, nämlich einen Apnoe/Hypopnoe-Index (AHI) > 5 erfüllen. Zwischen 1,8 und 4 Millionen Menschen dürften einen AHI > 15 haben. Die für 1991 geschätzten Kosten für Diagnose und Behandlung bewegen sich zwischen 3 Millionen Dollar (wenn nur die schwersten Fälle behandelt werden) und 40 Milliarden Dollar (wenn auch die Menschen behandelt werden, die nur stark schnarchen und einen kleinen AHI-Index haben).

Wenn man den Wissenschaftlern folgt, die annehmen, dass die Schlafapnoe das Risiko von Herzkreislaufkrankheiten erhöht, wäre die unbehandelte Schlafapnoe in den Vereinigten Staaten jährlich für etwa 38 000 Todesfälle verantwortlich. Wenn dem so wäre, gingen von den Unsummen, die zur Behandlung von Herzkreislauferkrankungen ausgegeben werden, eigentlich zwischen 3 Millionen und 2 Millarden Dollar zu Lasten der Schlafapnoe.

Auch die ständige Übermüdung könnte zu erheblichen verborgenen Kosten führen, wenn man davon ausgeht, dass sie für Auto- und Arbeitsunfälle verantwortlich sein könnte. Amerikanische Schätzungen der volkswirtschaftlichen Gesamtkosten der Schlafapnoe, die solcheAspekte mit einbeziehen, kommen auf Kosten in Millardendollarbereich. Ähnliche Schätzungen für die Bundesrepublik gehen von jährlichen Kosten in Höhe von 1,35 Milliarden DM aus. Diese Unsummen machen deutlich, wie wichtig es ist, die Gefährdungen, die von der Schlafapnoe ausgehen, richtig bewerten zu können.

Erhöhter Blutdruck durch Schlafapnoe?

Besonders viele Berührungspunkte scheinen auf den ersten Blick zwischen Schlafapnoe und Bluthochdruck zu bestehen: Bei jedem dritten Hochdruckpatienten finden sich nächtliche Atemaussetzer, und bei jedem zweiten Schlafapnoiker lässt sich ein Bluthochdruck nachweisen. Beide Krankheiten sind häufig: Die Schlafapnoe betrifft 2–10 % der Erwachsenen; einen erhöhten Blutdruck findet man bei bis zu 20 %. Beide Krankheiten betreffen Männer häufiger als Frauen und sind mit steigendem Lebensalter öfter anzutreffen. Ist die Schlafapnoe also mitverantwortlich für die Volkskrankheit Bluthochdruck?

Jeder 2. Schlafapnoiker hat Bluthochdruck

Männer häufiger als Frauen

Dass der Blutdruck infolge der Stressreaktion am Ende jeder Apnoe ansteigt, ist seit Anfang der 70er Jah re bekannt. Der Anstieg des Blutdrucks ist an die Weckreaktion gekoppelt: Selbst geringgradige Verengungen der oberen Atemwege ohne Atemaussetzer werden von Blutdruckanstiegen begleitet, deren Höhe mit der Intensität der Weckreaktion zunimmt. Anstiege um 30 mmHg und mehr sind keine Seltenheit.

Blutdruckanstieg an Weckreaktion gekoppelt

Dennoch konnte bis vor kurzem ein eindeutiger Zusammenhang zwischen Schlafapnoe und dauerhaft erhöhten Blutdruckwerten tagsüber nicht nachgewiesen werden. Berücksichtigte man bei der Auswertung den Einfluss von Übergewicht und Alter auf den Blutdruck, ließen die meisten Studien nämlich keinen Einfluss der Schlafapnoe mehr auf den Blutdruck erkennen.

Eindeutiger Zusammenhang konnte nicht bewiesen werden

Bessert die Behandlung der Schlafapnoe einen Bluthochdruck?

Und die kleineren Untersuchungen, die zu beweisen schienen, dass eine Behandlung der Schlafapnoe einen Bluthochdruck bessert, mussten sich die berechtigte Kritik gefallen lassen, dass entweder zu wenig Patienten untersucht oder aber die Nachbeobachtungszeiten zu kurz waren.

3 große Studien

Da die Ergebnisse aller vorhergehender Untersuchungen widersprüchlich blieben, wurden Mitte der 90er Jahre drei groß angelegte wissenschaftliche Studien auf den Weg gebracht, bei denen fast 9000 Patienten untersucht wurden. An der größten dieser Studien, der »Sleep Heart Health Study«, die vom Nationalen Institut für Gesundheit der Vereinigten Staaten finanziert wurde, nahmen 6841 Patienten teil. Die Ergebnisse dieser Untersuchung, auf die die Fachwelt mit Spannung wartete, wurden 2000 der Öffentlichkeit vorgestellt und deckten sich mit den Resultaten der anderen Studien, die 2001 und 2002 veröffentlicht wurden. Alle Untersuchungen kamen übereinstimmend zu dem Schluss, dass ein eindeutiger Zusammenhang zwischen Schlafapnoe und Bluthochdruck besteht, der aber zum größten Teil auf das Übergewicht der Patienten zurückgeführt werden konnte.

Zusammenhang zwischen Schlafapnoe und Bluthochdruck

Das war nicht anders zu erwarten gewesen. Neu war jedoch die Gewissheit, dass die Schlafapnoe für sich allein – also nach Herausrechnen des Effektes, den Übergewicht, Zigarettenkonsum oder Fettstoffwechselstörungen auf den Blutdruck haben – ein Risikofaktor für Bluthochdruck ist.

Je höher die Zahl der nächtlichen Atemaussetzer, umso häufiger ein erhöhter Blutdruck! Ein Patient mit Schlafapnoe, der durchschnittlich 5 bis 15 »Atemaussetzer« pro Stunde hat, hat ein doppelt so grosses Risiko in den nächsten Jahren einen Bluthochdruck zu entwickeln wie ein Gesunder. Ist die Schlafapnoe noch schwerer, steigt das Risiko fast auf das dreifache.

Wer aber hofft, seine Blutdruckmedikamente los zu werden, weil eine Therapie der Schlafapnoe eingeleitet worden ist, wird sich enttäuscht sehen: Obwohl die

Schlafapnoe ein Risikofaktor für Bluthochdruck ist, sinkt der Tages-Blutdruck unter Behandlung nur geringfügig: Einige Studien zeigten, dass der erste Blutdruckwert, der sogenannte systolische Blutdruck, um etwa 7 mmHg, der zweite, der diastolische, um etwa 5 mmHg sinkt, wenn nächtliche Atemaussetzer beseitigt werden. Andere Untersuchungen fanden selbst diese geringfügigen Senkungen nicht bestätigt. Wahrscheinlich schädigt der chronisch erhöhte Blutdruck die Blutgefäße, die sich dann trotz Beseitigung der nächtlichen Atempausen nicht wieder ausreichend weiten können.

Die Schlafapnoe ist ein Risikofaktor für Bluthochdruck.

Herzkranzgefäßverengung durch Schlafapnoe?

Typisches Symptom der Herzkranzgefäßverengung

Druck hinter dem Brustbein ist das typische Symptom einer Herzkranzgefäßverengung, der koronaren Herzkrankheit. Die Herzkranzgefäße versorgen den Herzmuskel mit Sauerstoff; da der Herzmuskel bei körperlicher Belastung besonders gut durchblutet und mit Sauerstoff versorgt sein muss, tritt dieses Druckgefühl im Anfangsstadium der Erkrankung vor allem bei körperlicher Belastung und in Stresssituationen auf. Der Herzmuskel reagiert auf einen Sauerstoffmangel besonders empfindlich: Kommt es zu einem plötzlichen Herzkranzgefäßverschluß, geht nach wenigen Stunden der Teil des Herzmuskels zugrunde, der vom verschlossenen Gefäß versorgt wird: Es kommt zum Herzinfarkt.

Folge Herzinfarkt

Dass körperliche Belastung und Stresssituationen bei einer koronaren Herzkranheit gefährlich werden und Brustschmerzen, ja sogar einen Herzinfarkt auslösen können, ist der Medizin seit Jahrzehnten bekannt. Dass Sauerstoffmangel diese Situation verschärfen kann, gehört zum ärztlichen Allgemeinwissen.

Weckreaktionen im Minutenabstand mit Aktivierung des vegetativen, des »Stress«-Nervensystems und Sau-

Symptome der nächtlichen Atemaussetzer

Beschwerden einer Herzkrankheit bei Schlafapnoikern häufiger

erstoffmangel sind die Kardinalsymptome nächtlicher Atemaussetzer.
So wundert es nicht, dass große Untersuchungen Mitte der 80er Jahre zeigten, dass die typischen Beschwerden einer Koronaren Herzkrankheit und Herzinfarkte bei Schlafapnoe-Patienten häufiger auftreten als in der Normalbevölkerung.
Langzeit-EKG-Untersuchungen bei Schlafapnoe-Patienten mit koronarer Herzkrankheit bestätigten diese Ergebnisse: Im Schlaf ließen sich gehäuft die typischen EKG-Veränderungen einer Herzminderdurchblutung nachweisen. Sobald die Schlafapnoe behandelt wurde, kam es zu einer eindrucksvollen Besserung der EKG-Veränderungen.

> Die meisten Experten sind sich heute darin einig, dass bei einem Patienten mit Herzkranzgefäßverengung eine zusätzliche Schlafapnoe das Fass zum Überlaufen bringen kann und deshalb behandelt werden muss.

Entscheidende Frage

Aber wie beim Bluthochdruck blieb lange Zeit eine entscheidende Frage offen: Sind es nur Sauerstoffmangel und nächtliche Stressreaktion, durch die eine Schlafapnoe zur Verschlimmerung der koronaren Herzkranheit beiträgt, oder ist sie vielleicht an der Entstehung der Gefäßverengung selbst beteiligt?
Auch diese Frage wurde durch die »Sleep Heart Health Study« nach Jahren intensiver Forschungsarbeit beantwortet. Als die Auswertungen dieser bisher größten Untersuchung über die Wechselbeziehung zwischen Schlafapnoe und Herzkreislauferkrankungen im Jahre 2000 und 2001 abgeschlossen waren, zeigte sich, dass nächtliche Atemaussetzer das Risisko für eine Koronare Herzerkrankung und auch für einen Schlaganfall leichtgradig erhöhen, selbst wenn Übergewicht, Zigarettenkonsum oder Fettstoffwechselstörungen herausgerechnet sind.

Das Risiko, an einer Koronaren Herzkrankheit zu erkranken, ist etwa um den Faktor 1,3 erhöht, unabhängig davon, ob es sich um eine ganz leichte oder um eine ganz schwere Schlafapnoe handelt.

Belastung des rechten Herzens durch Schlafapnoe?

Nun, sagte Sam, von allen gleichgültigen Jungen, die meine Augen je gesehen haben, ist dieser junge Herr hier der gleichgültigste. Wach auf, junger Wassersuchtskandidat!

Charles Dickens, Die Pickwickier, 28. Kapitel

Lungen- und Bronchialkrankheiten, die mit einem chronischen Sauerstoffmangel einhergehen, führen zu einer Belastung des rechten Herzens: Kommt es in einem Lungenbezirk zu Sauerstoffmangel, verengen sich die zugehörigen Blutgefäße. Dadurch wird der Blutstrom zu Lungenbläschen umgeleitet, die gut belüftet sind. Dieser Mechanismus soll selbst unter ungünstigen Bedingungen eine ausreichende Sauerstoff-Versorgung des Körpers sicherstellen.

Belastung des rechten Herzens

Fällt jedoch in allen Lungenbläschen die Sauerstoffkonzentration ab, werden sämtliche Blutgefäße in der Lunge enggestellt. Dadurch kommt es zu einem Anstieg des Blutdrucks im Lungenkreislauf.

Blutdruckanstieg im Lungenkreislauf

Die rechte Herzkammer, die das sauerstoffarme Blut durch die verengten Blutgefäße der Lungenstrombahn pumpt, muss jetzt Mehrarbeit leisten, und die Muskulatur der rechten Herzkammer wird dicker und kräftiger.

Mehrarbeit der rechten Herzkammer

Nach relativ kurzer Zeit kann die Herzmuskulatur diese dauernde Mehrarbeit jedoch nicht mehr leisten. Es tritt eine Pumpschwäche ein: Das Blut »staut« sich vor dem Herzen, so dass schließlich Flüssigkeit aus den Blutgefäßen in das umliegende Gewebe übertritt, erkennbar daran, dass die Fußknöchel anschwellen: Eine Rechtsherzschwäche ist eingetreten.

Pumpenschwäche

Früher als Wassersucht bezeichnet

Bis in unser Jahrhundert hinein wurde die Rechtsherzschwäche als Wassersucht bezeichnet, weil die Patienten Flüssigkeit in den Beinen einlagern. Der scharfe Beobachter Charles Dickens wusste offenbar, dass das Schlafapnoe-Syndrom mit einer Rechtsherzschwäche kombiniert sein kann. Auch die moderne Medizin ging über lange Jahre davon aus, dass die Schalafapnoe aufgrund des nächtlichen Sauerstoffmangels zu einer Rechtsherzschwäche führt.

Charles Dickens

!

Umso erstaunter war die Fachwelt, als in den letzten Jahren nachgewiesen werden konnte, dass der nächtliche Sauerstoffmangel bei der Schlafapnoe allein nicht ausreicht, um eine Rechtsherzschwäche hervorzurufen.

Antwort auf Sauerstoffabfall

Herzkatheteruntersuchungen zeigten, dass ein Sauerstoffabfall aufgrund einer Apnoe zwar mit einer Verengung der Lungenarterien und einem Druckanstieg in den Lungengefäßen beantwortet wird; aber trotz wiederholten und schweren nächtlichen Sauerstoffmangels entwickelten die Patienten keine andauernde Rechtsherzbelastung, wie man es von anderen Lungen- und Bronchialkrankheiten mit Sauerstoffmangel kennt.

Keine dauernde Rechtsherzbelastung

Die Erklärung: Offenbar reicht die Normalisierung des Blutsauerstoffgehaltes zwischen den Apnoe-Phasen aus, um die Entwicklung einer Rechtsherzschwäche zu verhindern.

Zusätzliche Verengung der Bronchien

Tritt jedoch zusätzlich zur Schlafapnoe eine Verengung der Bronchien auf, wie z. B. bei der chronisch obstruktiven Bronchitis oder beim Asthma bronchiale, kann sich eine Rechtsherzschwäche entwickeln. Die Erklärung dürfte darin liegen, dass diese Patienten den Sauerstoffmangel zwischen ihren Apnoephasen nicht ausgleichen können. Dasselbe gilt für Patienten mit ausgeprägtem Übergewicht oder einer Schwäche der Atemmuskulatur.

Finden sich bei einem Patienten mit Schlafapnoe also Hinweise für eine Rechtsherzschwäche, muss immer nach einer weiteren Krankheit der Bronchien oder der Lunge gefahndet werden.

Fahndung nach einer weiteren Krankheit

In Kombination mit einer Schlafapnoe können bereits leichtgradige Lungen- oder Bronchialkrankheiten, die für sich allein die Pumpfunktion des rechten Herzens nicht beeinträchtigen würden, zu einer Rechtsherzschwäche führen.

Da Atemwegserkrankungen sehr häufig sind, wundert es nicht, dass die Kombination von Schlafapnoe und Atemwegserkrankung gar nicht selten ist: Eine 1996 durchgeführte Untersuchung bei über zweihundert Schlafapnoepatienten fand bei jedem sechsten verengte Atemwege.

Jeder 6. Schlafapnoe-Patient hat verengte Atemwege

Schlafapnoe: Vom Symptom zur Diagnose

Je mehr die Leute schlafen, desto weniger fit sind sie am anderen Tag. Tagsüber leiden diese krankhaften Schnarcher unter Schlafattacken, Konzentrationsschwäche, Gedächtnisschwund. Das schleicht sich langsam ein.«
Aus einer Veröffentlichung zum Thema »Schlafapnoe-Syndrom«

Beschwerden

Ob ein Patient an einer Schlafapnoe leiden könnte, verraten schon seine Beschwerden:

Schnarchen ist wichtiges Symptom bei Schlafapnoe

Eines der Kardinalsymptome ist das *Schnarchen,* das sich bei der Schlafapnoe bis auf seltene Ausnahmen immer nachweisen lässt. Das Schnarchgeräusch kommt durch das Flattern der Rachenweichteile im Atemwind zustande, sobald die Weckreaktion nach einem Atemstillstand zu einer erneuten Anspannung der Rachenmuskulatur geführt hat und sich die oberen Atemwege wieder öffnen.

Ursache

Unterschied zu gesunden Schnarchern

Dementsprechend unterscheidet sich das Schnarchen beim Patienten mit Schlafapnoe von dem gesunder Schnarcher: Es setzt plötzlich, ja geradezu explosionsartig nach einer Atempause ein, um mit der nächsten Atempause wieder zu verschwinden (Abb. 8b). Hinweis auf eine Schlafapnoe ist nicht so sehr der Umstand, dass man schnarcht (immerhin schnarchen 25 bis 60 % aller Männer, und auch bei Frauen ist Schnarchen keine Seltenheit!), sondern wie man schnarcht.

Wie schnarcht man?

Typischerweise bemerkt der Bett-Partner, dass nach einer Schnarchperiode die Atmung aussetzt, um dann mit einem explosiven und lauten Schnarchen wieder einzusetzen.

Atemaussetzer

Die Angabe, dass *Atemaussetzer* beobachtet worden sind, lässt die Diagnose fast schon zur Sicherheit werden.

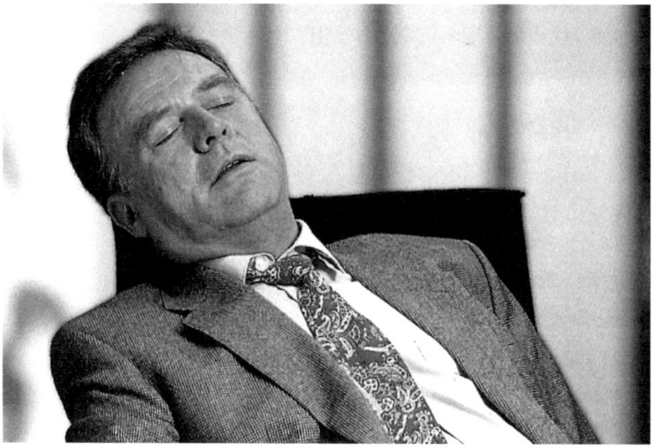

Abb. 15 Müdigkeit ist das Symptom, das aus der Schlafapnoe die Krankheit »Schlafapnoe-Syndrom« macht

Müdigkeit

Müdigkeit ist das Symptom, das aus der Schlafapnoe die Krankheit »Schlafapnoe-Syndrom« macht. Allerdings kommt das Symptom Müdigkeit zu häufig vor, als dass es für sich allein Hinweis auf eine Schlafapnoe wäre: Zwischen 30 und 50 % der Bevölkerung leiden unter chronischer Müdigkeit, ohne eine Schlafapnoe zu haben. Und bei einer mäßigen Häufung von Atemaussetzern im Schlaf klagt nur jeder Fünfte über ständige Müdigkeit. Erst bei mehr als 15 Apnoen oder Hypopnoen pro Stunde geben 75 % der Betroffenen an, ständig übermüdet zu sein.

30-50 % der Bevölkerung leiden unter chronischen Müdigkeit

Frühstadium der Krankheit

In den Frühstadien des Schlafapnoe-Sydroms macht sich die Schläfrigkeit oft nur bei Aktivitäten bemerkbar, die nicht die ganze Aufmerksamkeit in Anspruch nehmen, wie Fernsehgucken oder monotones Autofahren.

Erst wenn der Grad der Schlafstörung zunimmt, kann die Müdigkeit auch bei interessanten, Aufmerksamkeit fordernden Tätigkeiten nicht mehr unterdrückt werden und bei Außenstehenden den Eindruck von Desinteresse und Faulheit hinterlassen. Dass das immense Probleme am Arbeitsplatz wie auch im Privatleben heraufbeschwören kann, liegt auf der Hand.

Symptome des Schlafapnoesyndroms

Kardinalsymptome

1. Unregelmäßiges lautes Schnarchen mit längeren Atempausen
2. Ausgeprägte Müdigkeit am Tage mit Einschlafneigung

Mögliche Nebensymptome

- morgendliche Mundtrockenheiz
- morgendliche Kopfschmerzen
- morgendliche Abgeschlagenheit
- Konzentrations- und Gedächtnisstörungen
- Persönlichkeitsveränderungen
- Veränderungen im Affekt
- Potenzstörungen
- nächtliches Wasserlassen
- verlegte Nasenatmung.

Sind Sie der typische Kandidat für eine Schlafapnoe?

W. Flemons

Ergebnisse einer kanadischen Studie

Einer wichtigen Frage ging die Arbeitsgruppe um Dr. W. Ward Flemons an der Universtät von Calgary in Kanada nach: Flemons untersuchte die Wertigkeit von Beschwerden und einfachen Untersuchungsbefunden für die Diagnose der Schlafapnoe und erstellte aufgrund seiner Ergebnisse ein einfaches Punkteschema, mit dem man Patienten mit Schlafapnoe-Risiko identifizieren kann.
Dabei bestätigte sich einmal mehr, dass Halsumfang und Häufigkeit nächtlicher Atemaussetzer in enger Beziehung stehen; auch Bluthochdruck, Schnarchen und beobachtete Atemaussetzer während des Schlafs hatten einen hohen Vorhersagewert für eine Schlafapnoe. Andere Symptome, die zwar bei Schlafapnoe auftreten

können, aber auch sonst häufig sind, wie Müdigkeit, Depressionen, Minderung der Leistungsfähigkeit oder Konzentrationsstörungen, ließen sich zur Vorhersage einer Schlafapnoe nicht nutzen.

Testen Sie sich selbst!

Vereinfachter Test

Den Test von Dr. Flemons haben wir etwas vereinfacht; Messen Sie bitte Ihren Halsumfang und beantworten folgende Fragen:

Messung des Halsumfangs

	ja	nein
Leiden Sie unter Bluthochdruck?	1	0
Schnarchen Sie nachts?	2	0
Hat Ihr Bettpartner nächtliche Atemaussetzer bemerkt?	2	0

Zählen Sie die erreichten Punkte zusammen und gehen in die entsprechende Tabellenspalte. Lesen Sie bitte die Zahl in der Spalte ab, die Ihrem Halsumfang gegenübersteht!

	erreichte Punktzahl:					
	0	2	4	1	3	5
Halsumfang (cm)						
28	0	0	1	0	1	2
30	0	0	1	1	2	4
32	0	1	2	1	3	5
34	1	2	3	2	4	8
36	1	3	5	4	6	11
38	2	4	7	5	9	16
40	3	6	10	8	13	22
42	5	8	14	11	18	30
44	7	12	20	15	25	42
46	10	16	28	21	35	58
48	14	23	38	29	48	80
50	19	32	53	40	66	110

Testergebnis

Haben Sie weniger als 6 Punkte erreicht, besteht kein Verdacht auf eine Schlafapnoe: Die Wahrscheinlichkeit, mehr als 10 Apnoen oder Hypopnoen pro Stunde zu haben, beträgt nur 17 %.
Bei mehr als 15 Punkten besteht hingegen der dringende Verdacht, dass Sie unter einer Schlafapnoe leiden könnten: Die Wahrscheinlichkeit liegt bei 81 %.

Die Untersuchung im Schlaflabor

Der Schlaf, Jahrtausende hindurch Domäne der Magier und Propheten, ist heute zum Gegenstand messender, wägender, vergleichender Wissenschaft geworden.

Victor Leutner

Atempausen und Unruhe während des Schlafes, eine Nachtruhe, die immer wieder durch explosionsartige Schnarchgeräusche unterbrochen wird, das Gefühl ständiger Übermüdung verbunden mit dem Wunsch, nur noch einschlafen zu wollen: Diese Symptomatik kann Folge einer Schlafapnoe sein und muss diagnostisch geklärt werden.

Aufwendige Abklärung

Die Abklärung ist jedoch aufwendig: Zuallererst ist die Frage zu beantworten, ob der Patient tatsächlich nachts phasenweise nicht atmet und ob diese nächtlichen Atemaussetzer auf einem Kollaps der oberen Atemwege beruhen.

Nächtliche Apnoephasen auch bei Gesunden

Aber damit ist es nicht getan: Wie in zahlreichen Studien gezeigt werden konnte, sind nächtliche Apnoephasen auch bei Gesunden keine Seltenheit. Also muss auch die Frage beantwortet werden, ob die Apnoen zu Weckreaktionen und Schlafstörungen führen und letztendlich für die Beschwerden des Patienten verantwortlich sind.
Nur wenn diese Frage bejaht werden kann, macht eine Behandlung der Schlafapnoe Sinn. Dabei wird es immer wieder Patienten geben, bei denen erst durch

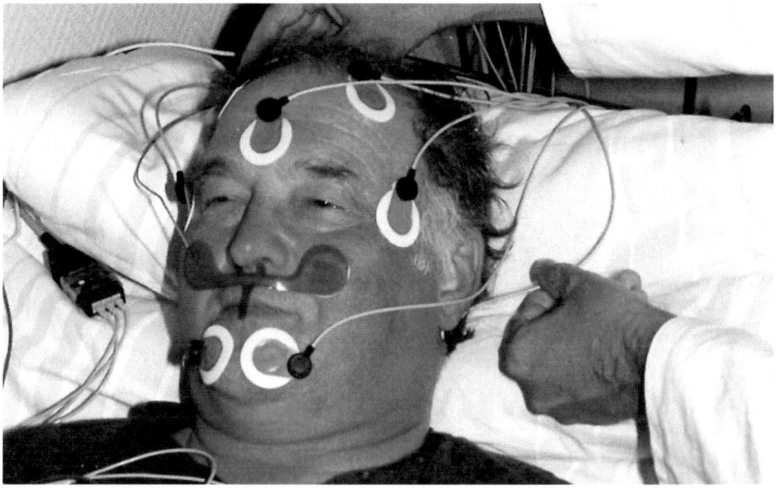

Abb. 16 Ein Patient im Schlaflabor
Trotz eines Gewirrs von Kabeln und Messfühlern haben die meisten Untersuchten keine Berührungsängste.

einen Behandlungsversuch, der die nächtlichen Atemaussetzer und Weckreaktionen unterbindet, zu klären ist, ob die geklagte Übermüdung auf die Schlafapnoe zurückzuführen ist oder andere Ursachen hat.

Behandlungsversuch

Die gründlichste und beste Untersuchung zur Diagnostik der Schlafapnoe ist die Untersuchung im Schlaflabor: Elektroenzephalogramm (EEG), Elektro-Okulogramm (EOG) und die Ableitung der Muskelspannung (EMG) erfassen die Schlafstadien und Weckreaktionen, die Messung des Atemstroms an Nase und Mund lässt Apnoen und Hypopnoen erkennen, und die gleichzeitige Registrierung von Brustkorb- und Bauchdeckenbewegung erlaubt die Unterscheidung zwischen zentralen Apnoen, bei denen das Atemzentrum keinen Atemimpuls gibt, und obstruktiven Apnoen, die durch einen Kollaps der oberen Atemwege zustande kommen.

Untersuchung im Schlaflabor

Die Messung der Sauerstoffsättigung des Blutes zeigt an, ob der Patient durch nächtlichen Sauerstoffmangel gefährdet ist; eine EKG-Ableitung deckt Herzrhythmusstörungen auf, ein Mikrofon zeichnet Schnarch-

Messung der Sauerstoffsättigung des Bluts

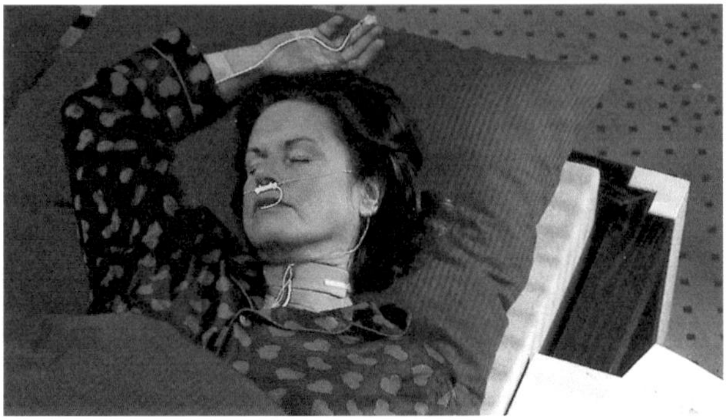

Abb. 17 »kleine« Schlafuntersuchung in den eigenen vier Wänden

geräusche auf, und der Schlaf des Patienten wird durch eine Infrarot-Videokamera überwacht.

Beträchtlicher Aufwand

Der Aufwand einer Schlaflaboruntersuchung ist beträchtlich: Eine nächtliche Untersuchung produziert etwa 400 m Papier oder eine vergleichbare Datenmenge am Computerbildschirm, die trotz Vorbewertung durch spezielle Computerprogramme auch heute noch »von Hand« durchgesehen werden muss, eine Arbeit, die mehrere Stunden in Anspruch nimmt.

Mehrere Stunden Auswertung

Um unnötige Schlaflaboruntersuchungen zu vermeiden, empfiehlt die Deutsche Gesellschaft für Schlafforschung und Schlafmedizin ein diagnostisches Stufenkonzept, bei dem eine »abgespeckte« Schlafuntersuchung in den eigenen vier Wänden mittels Messung von Atemfluss an Mund und Nase, Schnarchlauten, Sauerstoffsättigung, Körperlage und EKG erlaubt, die Erkrankung Schlafapnoe vorzudiagnostizieren oder auszuschließen.

Abgespeckte Schlafuntersuchung

Ausschluss einer Schlafapnoe

Durch solch eine Voruntersuchung kann bereits bei zahlreichen Patienten eine Schlafapnoe als Ursache der geklagten Beschwerden ausgeschlossen werden; sie müssen nicht mehr im Schlaflabor untersucht werden.

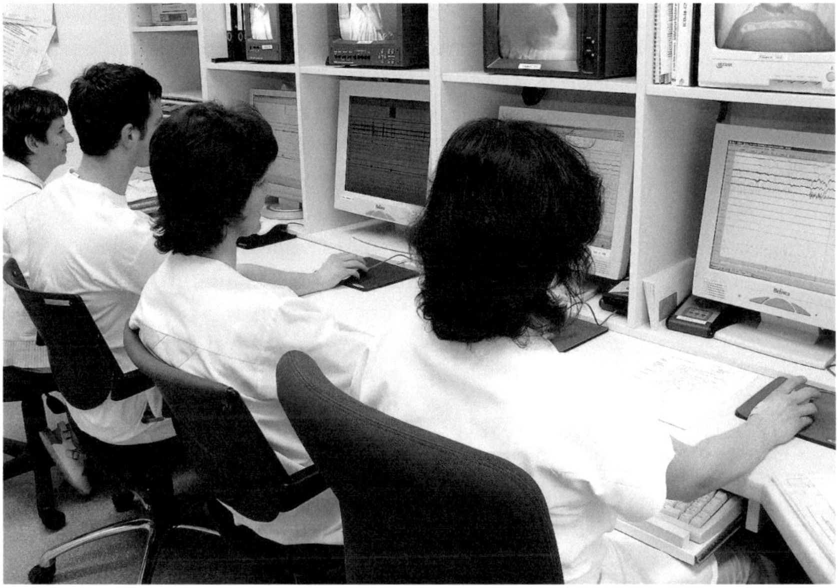

Abb. 18 Schlaflabor
Viel mehr Technik als im eigentlichen Schlafraum verbirgt sich in der Zentrale des Schlaflabors, in der die Messergebnisse einlaufen und von der aus der Schlaf des Patienten überwacht wird.

Wird andererseits im Rahmen der häuslichen Untersuchung ein schweres Schlafapnoe-Syndrom festgestellt, kann bereits die erste Nacht im Schlaflabor dazu genutzt werden, eine Behandlung einzuleiten. Die anderen Patienten, bei denen die Voruntersuchung zwar erkennen lässt, dass Apnoen oder Hypopnoen vorliegen, aber unklar bleibt, ob diese Atemstillstände für die Beschwerden des Patienten verantwortlich sind, müssen im Schlaflabor untersucht werden. Nur so lässt sich feststellen, ob die Schlafarchitektur wirklich durch die Apnoen und Hypopnoen gestört wird.

Sofortige Behandlung

Durch die Untersuchung im Schlaflabor lässt sich ein genaues Bild darüber gewinnen, ob und in welcher Häufigkeit Atemaussetzer während der Untersuchungsnacht auftreten, ob sie zu Weckreaktionen und zu Sauerstoffmangel führen.

Genaues Bild über die Atemaussetzer

Wenn die Apnoen bei leichtgradiger Schlafapnoe nur in Rückenlage auftreten, kann die Häufigkeit jedoch von Nacht zu Nacht erheblich variieren. Bei diesen Patienten ist unter Umständen eine einzige Untersuchung im Schlaflabor nicht repräsentativ und reicht nicht aus, um die Diagnose »Schlafapnoe« zu sichern.

Nur bedingte Rückschlüsse auf die Schlafqualität

Bedeutsamer ist jedoch ein zweites Problem der Schlaflabordiagnostik: Die Messergebnisse lassen nur bedingt Rückschlüsse auf die Schlafqualität und die Leistungsfähigkeit am nächsten Tag zu.

Die Beschwerden des Patienten müssen mitberücksichtigt werden

So wird man bei einem Apnoe-Index von 15/Stunde einerseits etliche Patienten antreffen, die Symptome zeigen und behandelt werden müssen und andere, die bei gleichem Schlaflaborbefund völlig beschwerdefrei sind. Bei der Beurteilung der Schwere der Schlafapnoe müssen deshalb immer die Beschwerden des Patienten miteinbezogen werden.

Einteilung des Schlafapnoe-Syndroms nach dem Schweregrad

Erinnert sei daran, dass gehäufte nächtliche Apnoen oder Hypopnoen für sich – ohne Symptomatik – zwar als Schlafapnoe, nicht jedoch als Schlafapnoe-Syndrom gelten. Ein Schlafapnoe-Syndrom darf nur diagnostiziert werden, wenn zu gehäuften nächtlichen A- und Hypopnoen typische Krankheitssymptome wie ausgeprägte Schläfrigkeit hinzutreten.

Die Amerikanische Akademie für Schlafmedizin hat 1999 das Schlafapnoe-Syndrom in folgende Schweregrade untertcilt:

- Leichtgradiges Schlafapnoe-Syndrom: Krankheitssymptome *und* Apnoe-/Hypopnoeindex von 5 bis 14/Std.
- Mittelschweres Schlafapnoe-Syndrom: Krankheitssymptome *und* Apnoe-/Hypopnoeindex von 15 bis 29/Std.

- Schwergeradiges Schlafapnoe-Syndrom: Krankheitssymptome *und* Apnoe-/Hypopnoeindex über 30/Std.

Schlaftest und Wachtest

In vielen Schlafzentren wird die eigentliche Schlaflaboruntersuchung durch Teste ergänzt, die die Auswirkungen der Schlafapnoe erfassen sollen. Hier bieten sich prinzipiell zwei Möglichkeiten an, die sich in ihrer Aussagefähigkeit ergänzen: Zum einen kann man die Schläfrigkeit des Patienten messen, zum anderen die Fähigkeit, in reizarmer Umgebung wach zu bleiben.

Ergänzungen durch Tests

Der gebräuchlichste Test zur Untersuchung *erhöhter Schläfrigkeit* ist der »Multiple Schlaflatenztest« (MSLT): Der Patient wird tagsüber wiederholt ins Schlaflabor gebeten und aufgefordert, sich schlafen zu legen. Dabei wird ein EEG abgeleitet und die Zeit bis zum Eintritt des Gehirns in Schlafstadium I bestimmt. Schläft der Patient innerhalb von 10 Minuten ein, liegt eine unnormale Einschlafneigung vor.

Multipler Schlaflatenztest

Ein neuer Test zur Messung der Schläfrigkeit hat in den letzen Jahren zunehmend an Bedeutung gewonnen: Der pupillographische Schläfrigkeitstest (PST). Dieser Test nutzt das Phänomen, dass sich unsere Pupille bei Müdigkeit im Dunkeln ständig etwas verengt und wieder erweitert. Diese spontanen Schwankungen des Pupillendurchmessers nehmen zu, je müder wir werden. Mit einer Infrarotkamera werden diese Veränderungen 11 Minuten lang aufgenommen und automatisch ausgewertet. Das Ergebnis, der sogenannte Pupillenunruhe-Index, ist ein wichtiges Maß zur Abschätzung der Schläfrigkeit eines Patienten.

Pupillographischer Schläfrigkeitstest (PST)

Die Fähigkeit, in reizarmer Umgebung wach zu bleiben, wird als *Vigilanz* bezeichnet. Zur Messung der Vigilanz gibt es zahlreiche Teste, denen allen gemein-

Vigilanz

sam ist, dass sie die Reaktionsfähigkeit unter eintönigen Bedingungen testen.

Steer-clear-Test

Einer der gebräuchlichen Vigilanzteste ist der schon erwähnte »steer-clear«-Test, was sich etwa als »fahre aufmerksam« übersetzen ließe: Wie bei einem Computerspiel simuliert dieser Test am Bildschirm eine eintönige Verkehrssituation und eignet sich daher besonders gut, die Fahrtüchtigkeit von Patienten mit Schlafapnoe zu beurteilen. Tatsächlich hat sich nachweisen lassen, dass Schlafapnoe-Patienten mit schlechtem Abschneiden beim »steer-clear«-Test häufiger schuldhaft in Verkehrsunfälle verwickelt waren als Patienten mit guten Ergebnissen.

Bildschirm-simulation

Diese Teste können hilfreich sein, Patienten mit hohem Unfallrisiko zu identifizieren.

Behandlung des Schlafapnoe-Syndroms

Müdigkeit ... ist das unangenehmste Gefühl der Welt.
Edgar Watson Howe, Country Town Sayings, 1911

Warum behandeln?

Erschreckende Untersuchungsergebnisse

In den 70er und 80er Jahren sorgten wissenschaftliche Untersuchungsergebnisse für Schlagzeilen, die Ärzte und Patienten gleichermaßen erschreckten: Einige Studien schienen zu beweisen, dass Patienten, deren schweres Schlafapnoe-Syndrom nicht behandelt wurde, eine kürzere Lebenserwartung hatten als Patienten, die therapiert wurden. Ursache der verkürzten Lebenserwartung waren Herzkreislauferkrankungen.

Forderung der Medizin

In der Hoffnung, dass eine frühzeitige Behandlung der Schlafapnoe Herzkreislauf-Folgeerkrankungen verhindern und die Lebenserwartung der Betroffenen erhöhen könne, wurde gefordert, jedermann mit vermehrten nächtlichen Atemaussetzern zu behandeln, unabhängig davon, ob er tagsüber unter den typischen Symptomen einer Schlafapnoe litt oder nicht.

Mittlerweile hat sich die Meinung der Experten geändert:

Lebenserwartung bei sonst gesunden Schlafapnoikern hängt nicht von der Behandlung der Schlafapnoe ab

Es gibt inzwischen viele Untersuchungen, die nicht bestätigen konnten, dass die Lebenserwartung der Schlafapnoiker von einer Behandlung der Schlafapnoe abhängt. Die Schlafapnoe scheint sich – sofern der Betroffene nicht an Gewicht zunimmt und keine Bronchial- oder Lungenkrankheit hinzutritt – auch nicht zu verschlechtern: Die Anzahl der Apnoen und Hypopnoen und der Sauerstoffabfälle während des Schlafes bleibt ohne Therapie in etwa gleich.

Ältere Menschen

Für ältere Menschen ist inzwischen sogar bewiesen, dass eine leicht-

bis mittelgradige Schlafapnoe ohne Beschwerden weder Herzkreislaufkrankheiten begünstigt noch einen Einfluss auf die Lebenserwartung hat.

Diese Erkenntnisse waren es letzlich, die zu einer Neu-Definition des Schlafapnoe-Syndroms geführt haben: Während man in den 70er/80er Jahren der Auffassung war, dass der alleinige Nachweis gehäufter nächtlicher Atemaussetzer Grund genug zur Einleitung einer Behandlung sei, fordert man heute zusätzlich, dass neben den Apnoen oder Hypopnoen die typischen Beschwerden eines Schlafapnoe-Syndroms vorliegen müssen. Auch wenn der Patient zusätzlich an einer Erkrankung des Herzkreislaufsystems leidet, bei der nächtliche Stressreaktionen oder Sauerstoffmangel gefährlich werden könnten, müssen gehäufte nächtliche Atemaussetzer behandelt werden.

Heutige Definition des Schlafapnoe-Syndroms

Wann muss eine Schlafapnoe behandelt werden?

- Wenn die nächtlichen Apnoen die typischen Beschwerden eines Schlafapnoe-Syndroms verursachen, also tagsüber ausgeprägte Müdigkeit oder Einschlafneigung;
- bei Herzkreislauferkrankungen, bei denen nächtlicher Sauerstoffmangel oder nächtliche Stressreaktionen gefährlich werden könnten.

Behandlung bei uber 15 Apnoen/Stunde

Die Erfahrung zeigt, dass die meisten Patienten mit mehr als 15 Apnoen oder Hypopnoen/Stunde Beschwerden haben und behandelt werden sollten. Liegt der Apnoe-/Hypopnoe-Index unter 14, ist eine Behandlung manchmal noch nicht nötig.

Wie behandeln?

Wer mit der Schlafsucht beladen were, das man ihn nicht erwecken kan, dem soll man die Sohlen unden, an Füßen mit einer scharffen bürsten, inn essig, darin Senff gesotten, genetzt, starck reiben.

Aus dem Kräuterbuch des Hieronymus Bock von 1577

Einen Schlafenden zu wecken, ist nicht allzu schwierig; doch einem Schlafapnoiker, der auf Schritt und Tritt einnickt, ist nicht damit geholfen, dass man ihn wachrüttelt. Sein eigentliches Problem ist die ständige Müdigkeit und der unbeherrschbare Drang einzuschlafen.

Das Problem des Schlafapnoikers ist die ständige Müdigkeit

Da der Schlaf beim Schlafapnoe-Syndrom seine Erholfunktion verloren hat, hilft diesen Patienten auch nicht, einmal »richtig auszuschlafen«. Eine Besserung der Müdigkeit ist nur zu erreichen, wenn die Erholfunktion des Schlafes wieder hergestellt wird.

Fehlende Erholfunktion des Schlafs

Der Schlaf eines Menschen mit Schlafapnoe-Syndrom ist im wahrsten Sinne des Wortes zerrüttet: Kaum dass der Betroffene die Tiefschlafstadien ansteuert, erschlafft die Rachenmuskulatur. Die Wände des Rachens legen sich so aneinander, dass kein Atemzug mehr möglich ist. Die Überwachungssysteme des Körpers signalisieren höchste Alarmstufe: Daraufhin erwacht der Patient für Sekunden, die Rachenmuskulatur wird wieder gespannt, die Atmung setzt wieder ein, die Gefahr ist gebannt. Der Patient wird wieder vom Schlaf überwältigt, und der ganze Teufelskreis beginnt von neuem: Atemwegsverschluss, Weckreaktion, erneutes Einschlafen, Atemwegsverschluss. Und das in einem fort, die ganze Nacht! Am nächsten Morgen fühlt sich der Patient so zermürbt, als sei er auf dem Beifahrersitz eines Autos eingeschlafen, das über eine Pflasterstrasse mit unzähligen Schlaglöchern raste.

Der Schlaf ist zerrüttet

Der Patient wird vom Schlaf überwältigt

Bei der Schlafapnoe lässt sich die tagtägliche Müdigkeit nur dadurch beseitigen, dass der Schlaf endlich

Der Schlaf muss wieder ungestört ablaufen

nicht mehr durch Weckreaktionen zerrissen wird, sondern wieder ungestört abläuft und dadurch seine Erholfunktion wiedergewinnt. Da die ständigen Weckreaktionen durch den Verschluss der oberen Atemwege ausgelöst werden, muss sich jede Behandlungsmethode der Schlafapnoe daran messen lassen, ob es ihr gelingt, Apnoen zu verhindern.

Können Apnoen verhindert werden?

Die beiden entscheidenden Säulen der Schlafapnoe-Behandlung sind die CPAP-Beatmungstherapie und die Gewichtsreduktion. In besonderen Fällen haben auch operative Verfahren oder Kieferschienen, die den Rachenraum erweitern, ihre Berechtigung.

Erste Hilfe bei Schlafstörungen jeglicher Ursache:

Den Tagesablauf in Ordnung bringen

Wer permanent drückende Müdigkeit verspürt, sollte konsequent seine täglichen Lebensgewohnheiten nach »Schlafkillern« durchforsten, denn bei Schlafstörungen wirken oft schon einfache Tricks Wunder. Hier die 16 besten Tipps für erholsamen Schlaf:

Was tagsüber zu beachten ist

Tägliche Aktivitäten

1. **Regelmäßiger Tagesrhythmus:** Die täglichen Aktivitäten und vor allem die Einnahme der Mahlzeiten sollten möglichst regelmäßig und zur gleichen Zeit erfolgen. Wenn Sie sich an einen gleichmäßigen Takt halten, kann sich ihr Körper besser auf den Schlaf vorbereiten.

Kein Mittagsschlaf

2. **Mittagsschlaf?** Verzichten Sie auf Mittagsschlaf – er ist nur für Schlafgesunde geeignet.

Tagsüber genügend bewegen

3. **Genügend körperliche Bewegung:** Tagsüber benötigt der Körper genügend Bewegung, um am

Abend auch die notwendige Müdigkeit zum Einschlafen zu finden.

4. **Kein Kaffee:** Anregende Getränke oder Speisen, aber auch Medikamente können den Schlaf stören. Je später sie genommen werden, umso größer ist die Schlafstörung. Am besten ab dem Nachmittag nichts Koffeinhaltiges mehr trinken.

Kein Kaffee

Was vor dem Zubettgehen zu beachten ist

1. **Mahlzeiten:** Essen Sie vor dem Schlafengehen keine schweren Mahlzeiten. Das bringt Magen und Darm in Bewegung und macht den Schlaf unruhig.

Keine schwere Mahlzeiten

2. **Kein Sport vor dem Zubettgehen:** Sport fördert gesunden Schlaf, aber nicht wenn Sie kurz nach dem Trainieren ins Bett gegen. Zwei Stunden sollten mindestens dazwischen liegen.

Kein Sport vor dem Zubettgehen

3. **Ruhe:** Mindestens 30 Minuten vor dem Zubettgehen zur Ruhe kommen. Spaziergänge, ruhige Musik oder Gespräche wirken entspannend.

Ruhe

4. **Zu Bett gehen:** Möglichst immer das gleiche Einschlafritual einhalten. Dadurch wird dem Körper signalisiert, dass bald geschlafen werden soll. Gehen Sie nur zu Bett, wenn Sie wirklich müde sind – nicht zu irgendwelchen fixen Zeiten. Stehen Sie dagegen jeden Morgen zur gleichen Zeit auf – selbst an Wochenenden und im Urlaub. So kann sich Ihr Körper am besten auf einen klaren Tag/Nachtrhythmus einstellen.

Einschlafritual einhalten

5. **Alkohol ist kein Schlafmittel:** Wein oder Bier beschleunigen zwar das Einschlafen, der Schlaf wird aber deutlich gestört und ist nicht mehr erholsam. Außerdem wacht man morgens früher auf.

Kein Alkohol

6. **Rauchen:** Auch Nikotin regt an und erschwert das Einschlafen. Daher: Kurz vor dem Schlafengehen und nächtlich nicht rauchen. Dass Rauchen allgemein gesundheitsschädlich ist, bedarf sicher keiner besonderen Erwähnung.

Nicht Rauchen

Was für die Nacht zu beachten ist

Zum Schlafen einladen

1. **Schlafumgebung:** Achten Sie darauf, dass Schlafzimmer und Bett zum Schlafen einladen. Das Schlafzimmer sollte kühl, dunkel und leise sein. Entfernen Sie laut tickende Uhren oder solche mit grellen Leuchtziffern – sie können selbst Normalschläfer um den Schlaf bringen.

Bett dient dem Schlaf

2. **Bett nur zum Schlafen benutzen:** Unser Gehirn lernt schnell, dass der Aufenthalt im Bett dem Schlaf dient (Konditionierung). Es reagiert dann sozusagen automatisch auf das Zubettgehen mit erhöhter Einschlafbereitschaft. Aus diesem Grund sollten Sie im Bett weder arbeiten noch fernsehen oder essen, sonst verlernt unser Körper, dass Bett und Schlafen zusammengehören.

Entspannen

3. **Einschlafen:** Entspannen, leichte Musik hören, nicht grübeln, sondern an schöne Erinnerungen denken.

Sich nicht zwingen zu schlafen

4. **Wachliegen:** Zwingen Sie sich nicht zu schlafen, wenn Sie nachts aufwachen. Stehen Sie auf, beschäftigen sie sich, und gehen Sie erst wieder ins Bett, wenn Sie richtig müde sind. Wenn man nachts wach im Bett liegt, kann man sich auch sagen: »Wie schön, dass ich noch nicht aufstehen muss«, und das entspannte Liegen genießen.

An Angenehmes denken

5. **Grübeln:** Die Gedanken, die einen beim Wachliegen nachts umtreiben, sind meist ausgesprochen belastend. Unsere »innere Uhr« lässt uns zu dieser Zeit in ein Leistungs- und Stimmungstief rutschen. Daher: Lieber an angenehme Erinnerungen denken, nicht grübeln oder Probleme lösen wollen. Für viele eine Hilfe: *Tagebuch führen:* Schreiben Sie vor dem Zubettgehen alles nieder, was sie am nächsten Tag erledigen wollen, auch unerledigte Probleme des abgelaufenen Tages. Dann legen Sie das Geschriebene zur Seite.

Schlafmittel nur in Absprache mit dem Arzt

6. **Schlafmittel:** Nur in Absprache mit dem Arzt, und erst dann, wenn die nicht-medikamentösen Mög-

lichkeiten allein keinen Erfolg gebracht haben (Schlafhygiene, Verhaltenstherapie). Falls doch eine medikamentöse Behandlung erforderlich ist, sollte sie immer von einem nicht-medikamentösen Verfahren begleitet werden. Ein und dasselbe Schlafmittel darf nie ununterbrochen eingenommen werden: Spätestens nach 3–4 Wochen sollte eine ebenso lange Pause eingelegt werden.

Einfache Maßnahmen bei Schlafapnoe-Syndrom

Selbst die ausgeklügelsten Rahmenbedingungen für erholsamen Schlaf können einen Patienten mit Schlafapnoe-Syndrom nicht von seiner Übermüdung befreien, weil sie sein Grundproblem, die ständig wiederkehrenden Atemaussetzer mit anschließender Weckreaktion, nicht beseitigen. Bei leicht ausgeprägtem Schlafapnoe-Syndrom gibt es jedoch einige Tricks, die vielen Patienten helfen:

Geringe Beschwerden bei einer Schlafapnoe sind häufig darauf zurückzuführen, dass Atemaussetzer nur phasenweise im Schlaf auftreten. Bei manchen Patienten kommt es beispielsweise nur in Rückenlage oder im REM-Schlaf zu einem Kollaps der oberen Atemwege.

Atemaussetzer

Eine zeitweise behinderte Nasenatmung kann zu periodischem Schnarchen führen, das bei manchen Menschen für sich allein – also ohne Apnoe – Weckreaktionen auslösen kann.

Behinderte Nasenatmung

Apnoe-Phasen nur zu Beginn der Nachtruhe sind möglicherweise auf das allabendliche Gläschen Wein oder Bier zurückzuführen. Verzichtet der Patient vor der Untersuchung im Schlaflabor auf seinen alkoholischen Schlaftrunk, sind sie nicht mehr nachweisbar.

Apnoe-Phasen$

Bei leichtgradiger Schlafapnoe können daher im Einzelfall folgende Maßnahmen effektiv sein:

Schlafen in Seiten- oder Bauchlage

- Treten Atemaussetzer vorwiegend in Rückenlage auf, kann eine Besserung erreicht werden, wenn der Patient versucht, vorwiegend in **Seiten- oder Bauchlage** zu schlafen. Kissen helfen, diese Schlafposition beizubehalten.

Kein Alkohol

- Alkohol und Beruhigungsmittel lassen die Rachenmuskulatur erschlaffen und begünstigen Apnoen. Deswegen sollte **kein Alkohol** mehr nach 18.00 Uhr getrunken werden. Beruhigungs- und Schlafmittel sind zu vermeiden.

Normalgewicht anstreben

- Übergewicht treibt den Apnoe-/Hypopnoe-Index in die Höhe. Also: **Normalgewicht anstreben!**

Rauchverbot

- **Rauchverbot** zur Besserung der Nasenatmung und der Rachenreizung. Bei behinderter Nasenatmung sollte Abhilfe geschaffen werden, z. B. durch kortisonhaltige Nasentropfen oder durch operative Korrektur.

Vergrößerte Rachenmandeln entfernen

- **Rachenmandeln,** die deutlich vergrößert sind und den Rachen beengen, sollten **operativ entfernt** werden. Häufig lässt sich dadurch eine Besserung der Schlafapnoe erreichen.

Was sich nicht bewährt hat

Theophyllin

- Das Medikament **Theophyllin** kann einigen Untersuchungen zufolge eine leichtgradige Schlafapnoe bessern. Diese Studien sind jedoch letztlich nicht überzeugend. Die frühere Empfehlung, bei leichtgradigem Schlafapnoe-Syndrom einen Therapieversuch mit Theophyllin durchzuführen und anschließend den Erfolg durch eine Schlaflaboruntersuchung zu überprüfen, kann man heute nicht aufrechterhalten.

- Schienen, die den Zungengrund durch einen Hebel nach vorne drücken, sogenannte **orale Schienen**, können bei einzelnen Patienten die Apnoehäufigkeit vermindern: Sie sind sehr unangenehm und werden von vielen Patienten nicht toleriert.
- Die Aufweitung des vorderen Teils der Nase durch einen Plastikstreifen (**Nozovent**) bessert nachgewiesenermaßen nicht die Schlafapnoe.

Orale Schienen

Novozent

Was zur Zeit geprüft wird

Die Idee, dass die Zungengrundmuskulatur durch Elektrostimulation an der Erschlaffung gehindert werden kann, hat zur Entwicklung eines neuen Therapieverfahrens geführt, dessen Wirksamkeit in einer größeren Studie 2014 belegt werden konnte. Dazu wird dem Patienten operativ ein "Zungenschrittmacher" mit zwei Elektroden unter die Brusthaut eingesetzt. Die eine Elektrode misst die Atembewegungen des Brustkorbs, die andere stimuliert den Nerven, der die Zungenmuskulatur versorgt. Der Schrittmacher wird zum Schlafen ein- und morgens wieder ausgeschaltet. Die Studie konnte zeigen, dass man mit dieser Therapie die Zahl der nächtlichen Atemaussetzer vermindern und die Tagesmüdigkeit bessern konnte. Ein Ersatz für die Standardbehandlung mittels CPAP-Therapie ist der "Zungenschrittmacher" jedoch nicht.

"Zungenschrittmacher"

CPAP-Beatmungstherapie

Prinzip

Die Forschung der 80er Jahre hatte gezeigt, dass die Atemaussetzer bei der Schlafapnoe durch einen Kollaps des Rachens bedingt sind. Wer eine Methode zur Behandlung der Schlafapnoe entwickeln wollte, musste eine Möglichkeit finden, den Kollaps der Atemwege zu verhindern. Doch wie konnte man die oberen Atemwege so versteifen, dass das natürliche Erschlaffen der Rachenmuskulatur während des Schlafens nicht zu einem Verschluss führte?

Kollaps der Atemwege musste verhindert werden

Die Idee, die sich schließlich weltweit zur Behandlung der Schlafapnoe durchsetzte, stammt von Dr. Colin Sullivan von der Universität Sydney, Australien, und ist ebenso genial wie einfach: Über eine Nasenmaske, die dicht am Gesicht abschließt, drückt ein Kompressor, ein sogenanntes CPAP-Beatmungsgerät, kontinuierlich Luft in die Atemwege, so dass der Luftdruck im Rachen ansteigt.

Dr. Colin Sullivan

Continuous Positive Airway Pressure

Wenn dieser Druck größer ist als die Kräfte, die den Rachen normalerweise kollabieren lassen würden, kann die Atemluft ungehindert strömen: Die Atemwege werden durch den Druck der CPAP-Therapie offengehalten, so dass die Atmung im Schlaf wieder völlig normal abläuft. Apnoen können nicht mehr auftreten, und damit entfallen auch alle Folgen der nächtlichen Atemstillstände.

Die Atemwege werden offen gehalten

> Endlich wird der Schlaf nicht mehr von ständigen Weckreaktionen zerhackt, es kommt nicht mehr zu Sauerstoffabfällen, die ständigen Stressreaktionen des vegetativen Nervensystems bleiben aus, und der Schläfer durchläuft wieder die Tiefschlafphasen.

Die CPAP-Behandlung macht ein Ende mit der Schlaffragmentation. Daher beobachtet man in der ersten Nacht unter CPAP-Behandlung dieselben Veränderungen wie nach einem Schlafentzug: Tiefschlaf und REM-Schlaf fordern ihr Recht.

In den ersten Nächten mit CPAP-Therapie verbringt der Patient mehr Zeit in diesen Schlafstadien als üb-

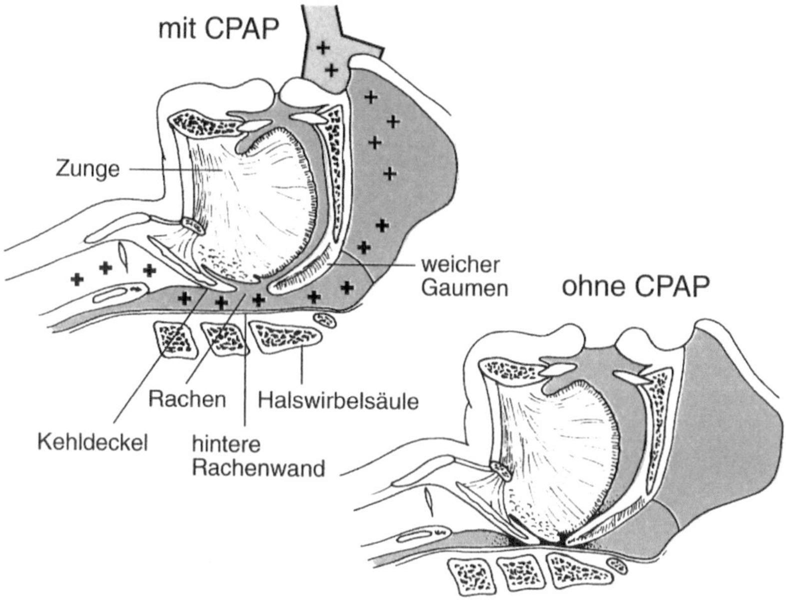

Abb.19 Prinzip der CPAP-Therapie
Beim Schlafapnoiker kommt es während des Schlafs zu einem Verschluss des Rachens. Das CPAP-Gerät erzeugt einen Überdruck in den oberen Atemwegen, der einen Kollaps der Rachenwände verhindert; die Atemluft kann wieder ungehindert ein- und ausströmen.

lich. Innerhalb einer Woche spielt sich wieder eine normale Schlafarchitektur ein.

Ein entscheidender Vorteil der CPAP-Behandlung besteht darin, dass der Erfolg sofort nachweisbar ist. Richtig eingestellt beseitigt die CPAP-Behandlung auf der Stelle die nächtlichen Atemwegsverschlüsse. Der Arzt im Schlaflabor kann den Erfolg am Bildschirm sofort sehen, und der Patient merkt schon nach der ersten Behandlungsnacht, dass er endlich wieder ausgeschlafen und körperlich wie geistig wieder leistungsfähig ist. Und was nicht vergessen werden sollte: Das grauenhafte Schnarchen im Schlafzimmer hat ein Ende; auch der Partner kann endlich wieder in Ruhe schlafen!

Der Erfolg ist sofort nachweisbar

Der Patient ist endlich wieder ausgeschlafen

Die Therapie kann auch probeweise eingesetzt werden

Darüberhinaus bietet diese Therapie einen Vorteil, der nicht hoch genug eingeschätzt werden kann: Anders als operative Verfahren kann sie auch probeweise eingesetzt werden, wenn nicht völlig klar ist, ob die Apnoen des Patienten für seine Müdigkeit und Schläfrigkeit verantwortlich sind.

Gewichtsabnahme ist wichtig

Bleibt der Erfolg aus oder kommt der Patient nicht mit der Therapie zurecht, kann sie jederzeit wieder beendet werden. Wenn sich nicht durch Gewichtsabnahme eine Besserung der Schlafapnoe erreichen lässt, muss diese Behandlung allerdings praktisch lebenslang fortgesetzt werden, weil sich die Symptome der Schlafapnoe sofort wieder einstellen, wenn die Therapie auch nur für eine Nacht unterbrochen wird.

Die Therapie hat sich weltweit durchgesetzt

1986 erste CPAP - Behandlung in Deutschland

Heute: Therapie der ersten Wahl

In den zwanzig Jahre seit Einführung der CPAP-Behandlung hat sich diese Therapie des Schlafapnoe-Syndroms weltweit durchsetzen können: 1981 stellte Dr. Sullivan seine ersten Behandlungserfolge mit der CPAP-Therapie vor; 1984 wurden die ersten Patienten in den Vereinigten Staaten, 1986 die ersten Patienten in der Bundesrepublik Deutschland mit CPAP behandelt. 1993 wurden weltweit bereits über 100 000 CPAP-Geräte im Wert von etwa 200 Millionen DM verkauft. Heute gilt die CPAP-Behandlung als Therapie der ersten Wahl für das Schlafapnoe-Syndrom.

Das CPAP-Beatmungsgerät

Erste Geräte

Die Entwicklung der CPAP-Beatmungsgeräte hat in den letzen Jahren rasante Fortschritte gemacht: Die ersten CPAP-Beatmungsgeräte, die Dr. Colin Sullivan und Dr. Faiq Issa an der Universitätsklinik in Sydney konstruierten, waren technische Ungetüme: groß, sperrig und laut. Das Innenleben stammte zum größten Teil aus Staubsaugern und erzeugte eine Geräuschkulisse, die sowohl den Patienten wie auch den Bettpartner störte.

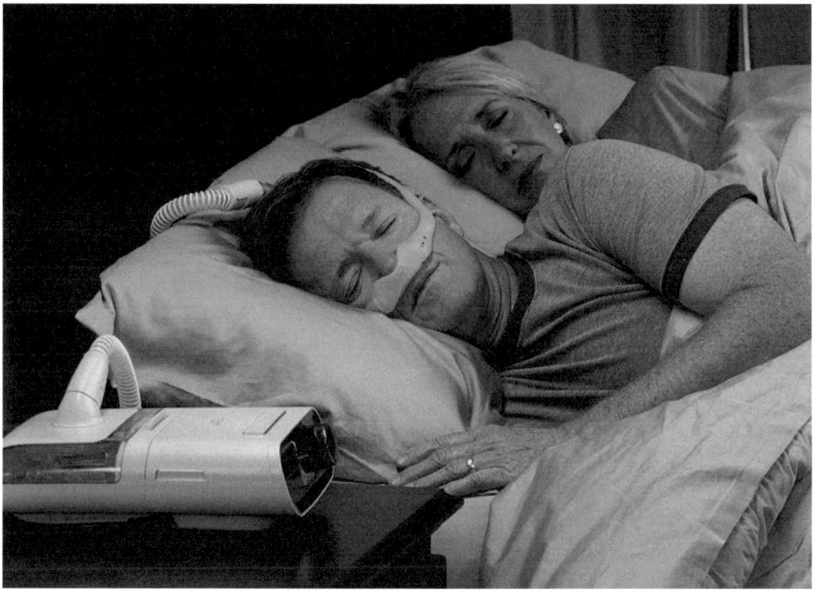

Abb. 20 Patient mit CPAP-Behandlung
Neben dem Bett steht das kompakte Gerät, das über ein Schlauchsystem und eine Nasenmaske im Rachen des Patienten einen Überdruck erzeugt.

Die ersten Mitte der 80er Jahre in Serie gefertigten CPAP-Beatmungsgeräte waren knapp einen Meter hoch, ließen sich nur auf Rollen transportieren und brachten stolze 25 Kilogramm auf die Waage. Mit über 60 Dezibel arbeiteten sie mit einer Lautstärke, wie wir sie von einem vorbeifahrenden Auto kennen.

1 m hoch und 25 kg schwer

Moderne CPAP-Geräte kennen diese Kinderkrankheiten nicht mehr: Klein, leicht, handlich und leise, halten sie zuverlässig den eingestellten Beatmungsdruck aufrecht. Die Lautstärke liegt bei etwa 25 Dezibel. Das entspricht dem Tages-Geräuschpegel einer ruhigen Wohngegend ohne Autoverkehr. Patient und Partner werden durch die CPAP-Therapie nicht mehr gestört, und das Gerät kann überallhin mitgenommen werden. Ein Adapter ermöglicht auch den Betrieb auf Campingplätzen, auf einem Boot oder – für Berufskraftfahrer wichtig – im LKW.

Moderne CPAP - Geräte

Keine Störung durch das Gerät

Zur CPAP-Therapie benötigt man das CPAP-Beatmungsgerät, das mit einer Turbine (ähnlich wie ein Fön) den Luftdruck erzeugt, das zugehörige Schlauchsystem und eine passende Nasenmaske, die durch Kopfbänder oder eine spezielle Kopfhaube befestigt wird (Abb. 20).

Einleitung einer CPAP-Therapie

Ist eine Schlafapnoe diagnostiziert und die Entscheidung zur Behandlung gefallen, wird in den meisten Fällen eine CPAP-Therapie eingeleitet. Dies geschieht im allgemeinen im Schlaflabor: Wieder werden Elektroenzephalogramm (EEG), Elektro-Okulogramm (EOG) und die Muskelspannung (EMG) aufgezeichnet, um Schlafstadien und Weckreaktionen zu erfassen. Die Atmung wird durch Messung des Atemstroms und der Brustkorb- und Bauchdeckenbewegung überwacht. Sauerstoffsättigung des Blutes und EKG werden registriert und die Schnarchgeräusche mit einem Mikrofon aufgenommen.

Therapie im Schlaflabor

Der Patient bekommt die Nasenmaske angepasst und legt sich schlafen. Treten die ersten Apnoen auf, wird der Druck des CPAP-Gerätes über eine Fernbedienung hochgeregelt, so lange, bis sich keine Atemaussetzer und keine Schnarchgeräusche mehr nachweisen lassen.

Nasenmaske

Ob tatsächlich der richtige CPAP-Druck gefunden ist, kann durch kurzzeitiges Absenken des Druckes und Wiederanheben kontrolliert werden: Bei Erniedrigung des Druckes treten wieder Apnoe-Phasen und Schnarchgeräusche auf, um bei Druckerhöhung wieder zu verschwinden.

Finden des richtigen Drucks

Wichtig ist, dass der CPAP-Druck so eingestellt wird, dass nicht nur die Apnoen, sondern auch das Schnarchen unterdrückt wird. Schnarchen unter CPAP-Therapie zeigt nämlich an, dass der Druck noch zu niedrig gewählt und der Rachen noch verengt ist. Da in

Auch das Schnarchen muss unterdrückt werden

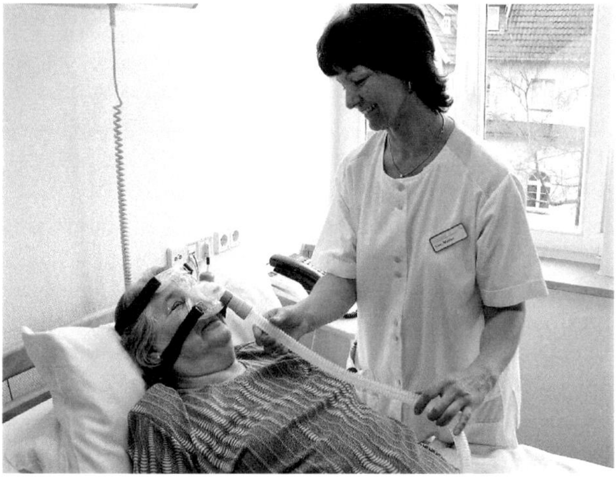

Abb. 21
CPAP-Maske

Rückenlage und im REM-Schlaf ein höherer CPAP-Druck erforderlich ist, um die oberen Atemwege offenzuhalten, besteht bei zu niedrigem Druck die Gefahr, dass totz CPAP-Therapie Apnoen auftreten, wenn der Patient sich auf den Rücken dreht oder in den REM-Schlaf eintritt.

Ist der richtige CPAP-Druck gefunden, wird das Gerät fest auf diesen Druck eingestellt. Der Patient erprobt die Behandlung zu Hause für 8 bis 10 Wochen; anschließend wird das Gerät verordnet.

8–10 Wochen Erprobung

Wenn die Behandlung problemlos vertragen wird, reichen jährliche ambulante Vorstellungen beim Facharzt aus, um sicherzustellen, dass die Therapie gut funktioniert.

Jährliche Kontrolluntersuchungen

Außerplanmäßige Untersuchungen im Schlaflabor sind erforderlich, wenn erneut Symptome wie Schnarchen, Tagesmüdigkeit usw. auftreten, die dafür sprechen, dass die Atemwege nachts wieder kollabieren. Auch bei Hinweisen auf eine Besserung des Schlafapnoe-Syndroms, zum Beispiel nach Gewichtsabnahme oder Entfernung der Mandeln, muss überprüft wer-

Außerplanmäßige Untersuchungen

den, ob der CPAP-Druck nach unten korrigiert werden kann.

In den meisten Schlafzentren wird die Einstellung auf ein CPAP-Gerät und die Ermittlung des richtigen Drucks von ausgebildetem Fachpersonal im Schlaflabor vorgenommen, ein Verfahren, das den begehrten Schlaflabor-Messplatz für eine Nacht blockiert und die Warteliste derer, die im Schlaflabor untersucht werden müssen, anwachsen lässt.

Geräte, die sich den richtigen Druck automatisch suchen

Einige Schlafkliniken bedienen sich daher eines anderen Verfahrens, um ihre Patienten auf den richtigen CPAP-Druck einzustellen: Die Industrie hat CPAP-Geräte entwickelt, die sich automatisch den richtigen Druck suchen, der notwendig ist, um Apnoen zu unterbinden. Diese Geräte sind ursprünglich entwickelt worden, um die Behandlung komfortabler zu machen: Sie passen den Druck nämlich ständig an die aktuellen Erfordernisse an. Dreht der Patient sich beispielsweise vom Rücken auf die Seite, wird der Druck erniedrigt, weil in Rückenlage die oberen Atemwege besonders eng waren und deshalb ein höherer CPAP-Druck benötigt wurde. Die meisten Patienten empfinden jedoch keinen großen Unterschied im Vergleich zu normalen festeingestellten CPAP-Geräten, so dass die Verordnung eines solchen »Auto-CPAP«-Gerätes im Alltag kaum Vorteile bringt.

Auto-CPAP-Gerät

Gut geignet sind diese Geräte hingegen, um den richtigen CPAP-Druck für eine Behandlung zu ermitteln: Der Patient schläft eine Nacht lang mit dem »Auto-CPAP«-Gerät, das ständig den Druck nachjustiert und speichert. Am nächsten Tag wird der Patient mit einem herkömmlichen CPAP-Gerät versorgt, das fest auf den CPAP-Druck eingestellt wird, mit dem alle Apnoen unterdrückt wurden.

Gleich gute Ergebnisse

Bis auf wenige Sonderfälle führt die Einstellung mit dem »Auto-CPAP«-Gerät zu gleichguten Ergebnissen wie die herkömmliche Einstellung im Schlaflabor.

Ist die CPAP-Therapie völlig nebenwirkungsfrei?

Die CPAP-Therapie wird von den meisten Patienten gut vertragen, und das Gefühl, wieder leistungsfähig zu sein und berufliches und privates Leben aktiv gestalten zu können, überwiegt bei weitem die Probleme kleinerer Art, die die Behandlung mit sich bringt. Ernsthafte Probleme sind eine Rarität.

Von den meisten Patienten gut vertragen

Gar nicht selten wird darüber geklagt, dass die Maske nicht richtig sitzt. Durch Wahl eines anderen Modells lässt sich dieses Problem aber im allgemeinen beheben.

Maske sitzt nicht richtig

Die Hauptnebenwirkungen betreffen jedoch die Nasenschleimhäute. 15 bis 45 % der Patienten klagen über gereizte oder trockene Nasengänge. Die Austrocknung der Schleimhäute wird von manchen Patienten als sehr unangenehm empfunden. Sie kann sogar schmerzhaft sein. Häufigste Ursache ist, dass der Mund im Schlaf nicht völlig geschlossen wird und über dieses »Leck« die feuchte Luft aus den Nasengängen entweicht. Durch ein Befeuchtersystem, das zwischen CPAP-Gerät und Schlauchsystem geschaltet wird und die Atemluft zusätzlich anfeuchtet, lässt sich das Problem im allgemeinen beseitigen.

Gereizte oder trockene Nasengänge

Einer *Schleimhautreizung* kann durch kortisonhaltiges Nasenspray vorgebeugt werden, insbesondere in den ersten Wochen der Behandlung. Diese Sprays wirken nur an den Schleimhäuten und verursachen daher keine der gefürchteten Kortisonnebenwirkungen.

Schleimhautreizung

Ist die Nasenatmung durch einen banalen Schnupfen behindert, helfen Nasensprays, die die Schleimhäute abschwellen lassen. Ist eine Allergie Ursache der behinderten Nasenatmung, werden bevorzugt antiallergisch-wirksame Nasensprays eingesetzt.

Schnupfen oder Allegie

Gelegentlich sind die Nasengänge so eng angelegt, dass eine CPAP-Behandlung nur nach Nasenscheidewandoperation oder Polypenentfernung möglich ist.

Enge Nasengänge

Die meisten Patienten benötigen einige Tage Zeit, um sich daran zu gewöhnen, dass durch das CPAP-Gerät

Eingewöhnungszeit

beim Einatmen gleichsam Luft in die Lunge hineingedrückt wird und dass sie beim Ausatmen gegen den Druck anatmen müssen, den das Gerät erzeugt.

Bei höheren Drücken wird die Behandlung als unangenehm empfunden

Drücke von 10 bis 12 Millibar werden normalerweise ohne Probleme toleriert; sind höhere Drücke notwendig, um die Apnoen zu beseitigen, wird die Behandlung oft als unangenehm empfunden.

Softstart

Um die CPAP-Behandlung so komfortabel wie möglich zu gestalten, sind moderne Geräte mit einem »Softstart« ausgestattet: Der Apparat startet mit geringem Druck, der langsam gesteigert wird, bis nach 15 oder 30 Minuten der eingestellte Enddruck erreicht ist. In dieser Zeit kann der Patient entspannt einschlafen.

Sog begünstigt Kollaps

Beim Einatmen weitet sich der Brustkorb, und das Zwerchfell senkt sich. Dadurch entsteht im Rachen ein Sog, der den Kollaps begünstigt. Anders in der Ausatemphase: Die Luft wird aus dem Brustkorb hinausgedrückt; dieser Druck weitet auch den Rachen. In der Einatemphase sind daher höhere CPAP-Drücke notwendig als bei der Ausatmung, um einen Kollaps der oberen Atemwege zu verhindern.

BiPAP-Gerät

Komfortablere Behandlung

Durch den Einsatz eines sogenannten BiPAP-Gerätes, bei dem sich die Drücke für die Einatem- und die Ausatemphase getrennt einstellen lassen, wird die Behandlung für die Patienten komfortabler, denen es Schwierigkeiten bereitet, gegen den Druck des CPAP-Gerätes anzuatmen. In der Einatemphase baut das BiPAP-Gerät nämlich denselben Druck auf wie er bei einer CPAP-Behandlung erforderlich wäre; in der Ausatemphase wird der Druck des BiPAP-Gerätes hingegen niederiger gewählt. Von dieser Behandlung profitieren vor allem jene Patienten, bei denen hohe Drücke erforderlich sind, um Apnoen zu verhindern.

CPAP-Therapie nur in der ersten Nachthälfte?

Behandlung beseitigt ständige Müdigkeit

Die CPAP-Behandlung beseitigt bei Schlafapnoikern die ständige Müdigkeit und sorgt dafür, dass die Patienten ihre körperliche und geistige Leistungsfähigkeit wiedergewinnen. Interessanterweise ist dieser Effekt schon dann nachweisbar, wenn das CPAP-Gerät nur während der ersten Hälfte der Nacht benutzt wird.
Entweder reichen bereits drei bis vier Stunden normalen Schlafes aus, um diese Verbesserungen zu erreichen, oder durch eine drei- bis vierstündige CPAP-Therapie werden Effekte erzielt, die über die eigentliche Therapiedauer hinausreichen.

Ergebnisse aus jüngster Zeit

Tatsächlich konnten Untersuchungen aus jüngster Zeit zeigen, dass nach dreistündiger CPAP-Behandlung Apnoen und Hypopnoen in der zweiten Nachthälfte nur noch halb so häufig nachweisbar waren wie vor Einleitung der Behandlung. Dementsprechend treten auch Weckreaktionen und Sauerstoffabfälle wesentlich seltener und in geringerer Ausprägung auf.
Es ist nicht völlig klar, weshalb eine halbherzige CPAP-Therapie bereits zu so deutlicher Besserung führt.

Erklärung für die deutliche Besserung

Zwei Erklärungen sind denkbar:

- Bei Patienten mit unbehandelter Schlafapnoe nimmt die Spannung der Rachenmuskulatur während der Nacht kontinuierlich ab, so dass Zahl und Dauer der nächtlichen Atemaussetzer zunehmen, je länger der Patient schläft. Wenn also in der ersten Hälfte der Nacht Apnoen und Hypopnoen durch eine CPAP-Behandlung unterbunden werden, müsste – wenn das CPAP-Gerät nach vier Stunden abgeschaltet wird – das »Apnoe-Muster« in der zweiten Nachthälfte so aussehen wie ohne Behandlung in der ersten Nachthälfte: Und das ist immer noch besser als das der zweiten Nachthälfte.
- Noch eine andere Erklärung wäre denkbar: Eine über Wochen und Monate durchgeführte CPAP-Therapie beseitigt die Schwellung der Rachen-

schleimhaut und vermindert die Kollapsneigung der Rachenwände. Daher wäre auch denkbar, dass bereits eine regelmäßige drei- bis vierstündige CPAP-Behandlung die Rachenwand insgesamt so stabiliert, dass die Kollapsneigung abnimmt.

Apnoen usw. treten bei Ablegen der Maske sofort wieder auf

Aber obwohl bereits eine drei- bis vierstündige Behandlung zu einer deutlichen Besserung der Tagesmüdigkeit und der Konzentrationsfähigkeit führt, darf nicht übersehen werden, dass Apnoen und Hypopnoen, Sauerstoffabfälle, Stress- und Weckreaktionen sofort wieder auftreten, wenn die CPAP-Maske in den frühen Morgenstunden beiseite gelegt wird.

Und solange nicht zweifelsfrei nachgewiesen ist, dass diese Atemaussetzer toleriert werden dürfen, weil sie harmlos sind, sollte jeder Patient mit Schlafapnoe-Syndrom seine Behandlung konsequent die ganze Nacht hindurch beibehalten.

Tipp: Pflege und Wartung des CPAP-Gerätes und des Zubehörs

Wartung des CPAP-Gerätes

Bei technischen Störungen des CPAP-Gerätes muss der Kundendienst der Lieferfirma (oder deren Service-Partner) eingeschaltet werden. Die Telefonnummer des Kundendienstes findet sich normalerweise auf einem Klebeetikett am Gerät.

Täglich in lauwarmen Seifenwasser abwaschen

Maske und Ausatemstück sollten täglich in lauwarmem Seifenwasser abgewaschen, mit klarem Wasser ausgespült und dann getrocknet werden. Die Schläuche werden jeden Monat ebenso gereinigt und anschließend am laufenden Gerät getrocknet. Die Kopfhalterung sollte wöchentlich in der Waschmaschine gewaschen werden.

Anleihe bei der Medizin des 19. Jahrhunderts: Behandlung mit Unterkiefer-Protrusionsschienen

In der Rettungsmedizin ist seit mehr als hundert Jahren ein einfacher Handgriff bekannt, mit dem unzählige bewusstlose Patienten, deren erschlaffter Zungengrund nach hinten sinkt und den Rachen verschließt, vor dem Erstickungstod gerettet worden sind: der Esmarch-Handgriff. Benannt ist er nach dem Kieler Chirurgieprofessor Johann Friedrich August von Esmarch (1823–1908). Esmarch galt als Kapazität in der Chirurgie und Notfallmedizin.

Esmarch-Handgriff

Beim Esmarch-Handgriff, den heute jeder Ersthelfer lernt, wird der Unterkiefer des Patienten mit beiden Händen umfasst und nach vorn gezogen. Dadurch werden Zungengrund und weicher Gaumen nach vorn verlagert, der Rachen spannt sich wieder auf und der Patient kann frei atmen.

Warum also nicht einfach den Unterkiefer eines Schlafapnoe-Patienten nach vorn schieben, um der Krankheit mit diesem simplen Trick ein Ende zu bereiten?

Tatsächlich hat man bei der Behandlung der Schlafapnoe schon früh versucht, sich dieses Prinzip mit Hilfe individuell angepasster Unterkiefer-Protrusionsschienen zunutze zu machen. Diese Schienen, die den Unterkiefer nach vorn ziehen, ähneln Zahnspangen, allerdings sind Ober- und Unterkieferspange fest miteinander verbunden.

Behandlung der Schlafapnoe

Der Einsatz von Unterkiefer-Protrusionsschienen ist lange Zeit in der Schlafmedizin umstritten gewesen, weil die wissenschaftliche Qualität der meisten Untersuchungen zu wünschen übrig ließ. Doch in den letzten Jahren mehren sich die Belege, dass Schlafapnoe-Patienten mit einer Unterkiefer-Protrusionsschiene geholfen werden kann. 2001 präsentierten Atul Mehta und seine Mitarbeiter von der Universität von New

Unterkiefer-Protrusionsschiene

South Wales in Australien die Ergebnisse ihrer Forschungsarbeiten der Öffentlichkeit. Sie konnten nachweisen, dass bei mehr als einem Drittel der Schlafapnoe-Patienten Apnoen und Hypopnoen durch nächtliche Anwendung einer Protrusionsschiene vollständig beseitigt werden können. Bei einem weiteren Drittel wird die Anzahl der Apnoen und Hypopnoen um mindestens 50 % reduziert. Dies deckt sich mit den Angaben der Patienten: 83 % berichteten über Rückbbildung von Schnarchen und Tagesmüdigkeit und über eine Verbesserung der Schlafqualität. 87,5 % der Patienten gab an, die Schiene gut zu tolerieren. Die häufigsten unangenehmen Begleiterscheinungen wie Speichelfluss, Kieferschmerzen und Mundtrockenheit wurden als nicht gravierend empfunden und bildeten sich meist innerhalb von 3 Wochen bei Dauernutzung der Protrusionsschiene zurück. Andere Untersuchungen bestätigen diese Ergebnisse.

Apnoen und Hypnoen um 50 % reduziert

Studien

Studien zeigen, dass der Erfolg der Behandlung davon abhängt, wie weit der Unterkiefer nach vorn geschoben wird. Je weiter, umso deutlicher die Querschnittsvergrößerung des Rachens und umso größer die Erfolgsaussichten, Apnoen und Hypopnoen zu beseitigen. Die meisten Untersucher messen, wieweit sich der Unterkiefer maximal nach vorn ziehen lässt und passen die Protrusionsschiene so an, dass die Vorverlagerung 75 % dieser Strecke beträgt. Das sind im allgemeinen ungefähr 5–11 mm. Nachjustierbare Protrusionsschienen ermöglichen Änderungen und damit eine optimale Anpassung.

Langjährige Anwendung

Obwohl noch unklar ist, ob Protrusionsschienen bei langjähriger Anwendung Spätschäden im Bereich des Kiefergelenkes, der Kaumuskulatur und der Zähne verursachen können, scheint sich bei Patienten, die eine CPAP-Behandlung nicht tolerieren, eine Behandlungs-Alternative aufzutun. Eine ernsthafte Konkurrenz für die CPAP-Therapie sind Protrusionsschienen zur Zeit jedoch noch nicht. Während nämlich mit einer CPAP-Therapie eine vollständige Unterdrückung der Apnoen und Hypopnoen bei nahezu 100 % der Behandelten gelingt, erreicht die Therapie mit Unterkiefer-Protrusionsschienen dies nur bei ca. 30 %. Da andererseits die Herstellungskosten für die Schienen bis zu 1000 € betragen, muss dringend ein Verfahren entwickelt werden, das die Patienten identifiziert, die von dieser Behandlung profitieren. Hier könnte die Probebehandlung mit provisorischen Protrusionsschienen aus thermolabilem Kunststoff helfen, die ca. 50,– bis 100,– € kosten. Diese vorgefertigten Schienen werden nach Eintauchen in erhitztes Wasser verformbar und können dann innerhalb weniger Minuten dem Ober- und Unterkiefer individuell angepasst werden.

Provisorische Protrusionsschiene aus Kunststoff

Die Amerikanischen Akademie für Schlafmedizin gibt mit ihren Empfehlungen den gegenwärtigen Diskussionsstand wieder: Sie hält den Einsatz von Protrusionsschienen bei leichtgradiger Schlafapnoe für gerechtfertigt, wenn einfache Basismaßnahmen wie Gewichtsreduktion oder Veränderungen der Schlafposition nicht zum Erfolg führen oder nicht in Frage kommen.

Amerikanische Akademie

Bei Patienten mit mittel- bis schwergradiger Schlafapnoe sollte wegen der größeren Erfolgsaussichten auf jeden Fall zuerst ein Therapieversuch mit CPAP durchgeführt werden; eine Protrusionsschiene sollte bei diesen Patienten nur dann ausprobiert werden, wenn die CPAP-Behandlung nicht toleriert oder ablehnt wird. Vor und nach Verordnung müssen Untersuchungen im Schlaflabor die Ausgangssituation und den Therapie-Erfolg klären.

Therapieversuch mit CPAP

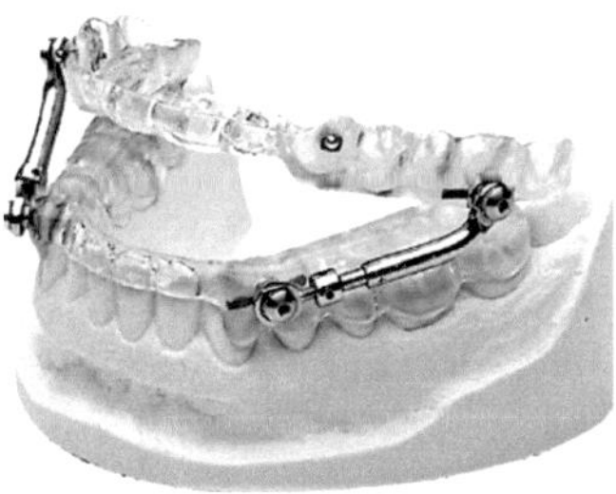

Abb. 22 Unterkiefer-Protrusionsschiene

Gewichtsreduktion

In den Vereinigten Staaten sterben mehr Menschen an zu reichlichem als an zu wenigem Essen.
John Kenneth Galbraith, Wirtschaftswissenschaftler

2/3 aller Schlafapnoepatienten haben Übergewicht

Schlafapnoe-Syndrom und Übergewicht gehen Hand in Hand: Zwei von drei Patienten mit Schlafapnoe haben Übergewicht und müssten dringend abnehmen! Nicht nur weil Übergewicht einer der wichtigsten Risikofaktoren für so häufige Krankheiten wie die Zuckerkrankheit, die Herzkranzgefäßverengung, den Bluthochdruck und Arthrosen ist.

> Übergewicht gilt auch als der entscheidende Risikofaktor für die Entstehung des Schlaf-Apnoe-Syndroms.

Krankheit ist abhängig vom Körpergewicht

Bei Schlafapnoe-Patienten ist die Ausprägung der Krankheit abhängig vom Körpergewicht; mit jedem Kilo Gewichtszunahme nimmt der Schweregrad zu; andererseits bessert sich die Schlafapnoe oder verschwindet sogar ganz, wenn der Patient abnimmt.

Besserung durch Gewichtabnahme

Ein Drittel der Patienten, denen es gelingt, deutlich Gewicht abzunehmen, wird symptomfrei, bei einem Drittel bessern sich die Beschwerden, und bei einem Drittel bleiben sie unverändert.

2 Behandlungsansätze

Die Behandlung eines übergewichtigen Patienten mit Schlafapnoe-Syndrom hat daher immer zwei Ansätze: Erst einmal muss man die Beschwerden des Patienten kurzfristig durch eine CPAP-Behandlung in den Griff bekommmen. Langfristig muss der Patient Gewicht abnehmen.

Anatomische Voraussetzungen für eine Besserung der Schlafapnoe

Tatsächlich zeigen alle Untersuchungen, dass eine Gewichtsabnahme die anatomischen Voraussetzungen für eine Besserung der Schlafapnoe schafft: Das Fettgewebe im Rachenraum nimmt ab, die oberen Atemwege werden weiter und die Kollapsneigung des Rachens lässt nach. Die Anzahl der Apnoen, der Sauerstoffentsättigungen und der Weckreaktionen geht zurück.

Dabei muss man sich nicht einmal besonders anstrengen, um eine Besserung der Schlafapnoe zu erreichen, denn schon der Verlust weniger Pfunde führt bei vielen Patienten zu einem eindruckvollen Rückgang der nächtlichen Atemaussetzer:

Besserung der Schlafapnoe

> Mit einer Gewichtabnahme von 10 % lässt sich im Durchschnitt eine Abnahme der Apnoehäufigkeit von 50 % erreichen.

Das ist aber bei weitem nicht alles, was für die Gesundheit erreicht wird. Übergewicht macht krank. Wer Gewicht abnimmt, tut sich etwas Gutes: 10 Kilogramm weniger vermindert die Sterblichkeitkeit um 20 %, den Blutdruck um 10 bis 20 %, das Cholesterin um 10 %, die Blutfette um 30 % und bei Diabetikern den Nüchtern-Blutzucker um 50 %.

Body-Mass-Index 30 kg/m^2

Übergewicht für sich allein gilt in jedem Fall als behandlungsbedürftig, wenn der Body-Mass-Index 30 kg/m^2 erreicht oder sogar höher liegt. Beim Schlafapnoe-Syndrom kann man allerdings selbst mäßiges Übergewicht nicht hinnehmen. Hat der Body-Mass-Index 25 kg/m^2 überschritten, gilt es, den Gürtel enger zu schnallen.

Strategien zur Gewichtsabnahme

Body-Mass-Index [kg/m²]:	25–29	30–39	>40
angestrebte Gewichtsabnahme:	5 (bis 10) % in 6–12 Monaten	(5 bis) 10 % in 6–12 Monaten	10 bis 20 % in 12–24 Monaten
Erstbehandlung:	kalorienreduzierte Mischkost mit 1000–2000al/d, Fitnesstraining	kalorienreduzierte Mischkost mit 1000–2000 kcal/d, Fitnesstraining	kalorienreduzierte Mischkost mit 1000–2000 kcal/d, Fitnesstraining
Alternative:	fettreduzierte Kost	Formula-Diät für max. 3 Monate	Formula-Diät für max. 3 Monate oder Magenchirurgie

Übergewicht und Gene

Schlank, top-fit, gestylt und en vogue: So präsentieren sich die Idole unserer Zeit in den Medien. Und wir sollen ihnen nachtun: So wünscht es sich jedenfalls die Industrie, die uns Lebensfreude, Vitalität und Schönheit mit immer neuen Produkten zu verkaufen versucht.
Aber die bundesdeutsche Realität ist weit von dem entfernt, was uns Models mit Traumfigur auf den Tielseiten der Gazetten als Normalität unterjubeln sollen: Jeder 6. Bundesbürger leidet unter Fettsucht! Doch wer zu viele Pfunde mit sich herumträgt, braucht auf den Spott nicht zu warten: Vorbei sind die Zeiten, in denen Rubens üppige Körperformen feierte. Übergewicht gilt als hässlich und der Dicke als willensschwach.

Jeder 6. Deutsche leidet unter Fettsucht

Doch neue wissenschaftliche Erkenntnisse räumen mit dem alten Vorurteil auf, dass wir im Kampf mit den Pfunden alle die gleichen Chancen haben:

Ungleiche Chancen im Kampf mit den Pfunden

Zellen, die bei zu reichlicher Ernährung Fettgewebe ausbilden können, finden sich bei allen Menschen, egal ob jung oder alt. Daher bleibt es niemandem erspart, sein Leben lang die Regeln für eine gesunde Ernährung einzuhalten. Sobald sie nicht mehr beachtet werden, lässt die Anwort des Körpers nicht lange auf sich warten: Ein Zuviel an Nährstoffen führt zur Ausbildung von Fettgewebe.

Ernährungsregeln einhalten

Aber die Reaktion auf ein Überangebot an Nahrung ist von Mensch zu Mensch sehr unterschiedlich: Manche bleiben beneidenswert schlank, obwohl sie sich beim Essen keine Beschränkungen aufzuerlegen scheinen, und andere nehmen bei gleicher Ernährung ein Pfund nach dem anderen zu.

Unterschiedliche Reaktion auf Nahrungsüberangebot

Was jahrelang den dickeren unter uns nicht abgenommen und als plumpe Ausrede belächelt wurde, ist jüngst durch die Wissenschaft bestätigt worden: Die Stoffwechselrate unseres Körpers ist eindeutig genetisch bedingt; jede dritte Fettsucht beruht auf einer erblichen Veranlagung.

Stoffwechselrate des Körpers ist genetisch bestimmt

Insgesamt gibt es 5 oder 6 dieser sogenannten »Fettsuchtgene«. Mindestens 40 weitere Gene scheinen außerdem an der Entstehung der Fettsucht beteiligt zu sein. Etliche dieser Gene befinden sich auf dem 2., dem 11. und dem 20. Chromosom.

5 oder 6 Fettsuchtgene

Eine Schlüsselrolle bei der Regulation unseres Essverhaltens scheint das von der Fettzelle produzierte Leptin zu spielen, ein Eiweiß, das Energieaufnahme und Energieverbrauch regelt. Leptin wird gern als Sattheitshormon bezeichnet. Es lässt unser Fettgewebe zusammenschmelzen, während Fasten nicht nur zu einem Verlust an Fettgewebe, sondern auch der übrigen Körpergewebsmasse führt. Die meisten Menschen mit Übergewicht haben erhöhte Leptinspiegel, weil Leptin offenbar bei ihnen seine Wirkung verloren hat. Die Wissenschaft spricht von einer Leptinresistenz. Nach neuesten Untersuchungen ist die Leptinresistenz nicht nur für Übergewicht veranwortlich, sondern offenbar in irgendeiner Art und Weise auch direkt an der Entstehung der Schlafapnoe beteiligt. Bei übergewichtigen Patienten finden sich nämlich noch einmal deut-

Leptin

lich höhere Leptinspiegel, wenn sie zusätzlich eine Schlafapnoe haben. Und andererseits führt eine CPAP-Behandlung der Schlafapnoe bei übergewichtigen Patienten zu einer deutlichen Verminderung der Leptinspiegel. Offenbar wird mit der Beseitigung der Schlafapnoe zumindest zum Teil auch die Leptinresistenz durchbrochen, mit der Folge, dass es den Patienten jetzt endlich gelingt, Gewicht abzunehmen.

Verminderung der Leptinspiegel

Aber die Frage, warum es dem einen leicht fällt, bei Figur zu bleiben, während der andere die Pfunde nicht recht loswerden kann, ist noch nicht allgemeingültig beantwortet. Je intensiver geforscht wird, umso vielfältiger und komplizierter werden die Antworten: So wurde kürzlich entdeckt, dass bei etlichen Patienten mit Fettsucht ein Defekt appetitregulierender Zentren im Gehirn vorliegt. Die Zerstörung dieser appetitregulierenden Zentren geht möglicherweise auf das Konto bestimmter Adeno-Viren, die in diesen Fällen also die eigentlichen Auslöser der Fettsucht wären.

Zerstörung der appetitrgulierenden Zentren

Doch diese Vielzahl an neuen Erkenntnissen soll nicht dazu führen, dass man sich kampflos der Esslust ergibt: Abnehmen kann jeder; aber mancher muss sich jedes Gramm Gewichtsverlust hart erkämpfen!

Was tun gegen üppige Pfunde?

Vielen Patienten gelingt es nicht, Gewicht abzunehmen, weil sie in zu kurzer Zeit zuviel erreichen wollen. Der erste Schritt zum Erfolg ist getan, wenn ein realistisches Zielgewicht definiert ist. Liegt der Body-Mass-Index zwischen 25 und 30 kg/m², sollte zunächst eine Gewichtsabnahme von 5 % angestrebt werden, bei einem Body-Mass-Index zwischen 30 und 40 kg/m² von 10 %. Gelingt es, das Gewicht um diese Größenordnung zu senken, ist bereits mit einer Besserung der Schlafapnoe und anderer übergewichtsbedingter Beschwerden und Störungen zu rechnen.

Realistisches Zielgewicht definieren

Verschiedene Wege der Gewichtsreduktion

Gewichtsabnahme kann auf verschiedenen Wegen erreicht werden, die sich gegenseitig ergänzen können: Ein Erfolg ist im allgemeinen nur zu erzielen, wenn die Kalorienzufuhr begrenzt wird. Bei der Umstellung der Ernährung muss darauf geachtet werden, dass die Kalorienzufuhr langfristig eingeschränkt wird, allerdings bei ausreichender und ausgewogener Nährstoffversorgung.

Fettaufnahme verringern

Ein erster Schritt besteht darin, die Fettaufnahme zu verringern. In den meisten Fällen reicht jedoch die relativ geringe Kalorienverminderung, die durch Bevorzugung fettarmer Nahrungsmittel erreicht wird, allein für eine Gewichtsreduktion nicht aus. Mehr Erfolg versprechen eine kalorienreduzierte Mischkost, vegetarische Kostformen oder drastisch kalorienreduzierte Kostformen wie die Formula-Diäten.

Ernährungsumstellung

Crash-Diäten sind nicht sinnvoll

»Crash-Diäten«, die meistens sensationell vermarktet werden, sind hingegen nicht sinnvoll. Sie sind häufig in der Nährstoffzusammensetzung unausgewogen, und der Erfolg ist nicht von Dauer, weil die Ernährungsgewohnheiten nicht grundlegend umgestellt werden. So schnell, wie die Pfunde dahingeschmolzen sind, hat man sie wieder auf den Hüften!

Heilfasten, Schroth bzw. Mayrkur

Dasselbe gilt für alternative medizinische Angebote wie »Heilfasten nach Buchinger« oder »Schroth – bzw. Mayr« – Kuren: Sie können nicht zur Behandlung des Übergewichtes empfohlen werden. Und die altehrwürdige »Null-Diät« ist nachgewiesenermaßen sogar gefährlich!

Fitnessprogramm als Ergänzung der Ernährungsumstellung

Sinnvolle Ergänzung einer Ernährungsumstellung ist ein Fitnessprogramm, das den Kalorienverbrauch ankurbelt. Aber man darf sich keinen Illusionen hingeben: Bei köperlicher Aktivität mobilisiert der Körper zuerst seine Glykogenspeicher (Zucker) in Muskulatur und Leber. Hier liegen etwa 900 kcal, soviel, wie eineinhalb Tafeln Schokolade. Erst nach dreißig bis vierzig Minuten intensiven Sports beginnt der Körper, seine Fettreserven abzubauen. Sportliche Aktivität sorgt jedoch dafür, dass bei einer Reduktionsdiät vorwiegend Fettgewebe und nicht Muskelgewebe abgebaut wird.

Erreichtes Gewicht halten!

Gewichtabnehmen scheint vielen Betroffenen schon anstrengend genug; das erreichte Gewicht zu halten, ist jedoch häufig noch schwieriger.

Es macht wenig Sinn, in kürzester Zeit mit drastischen Maßnahmen sein Traumgewicht zu erreichen, wenn es dann genauso schnell wieder die alte Höhe erreicht.

Falsche Essgewohnheiten müssen überwunden werden

Um das zu verhindern, müssen liebgewordene, aber falsche Essgewohnheiten mühevoll überwunden werden. Manchem Betroffenen gelingt das am besten in einer Gruppe, deren Mitglieder sich auf dem beschwerlichen Weg der Gewichtsabnahme gegenseitig unterstützen.

Welche Maßnahmen können zur Gewichtsabnahme empfohlen werden?

Fettarme Mischkost

Fette haben einen hohen Kaloriengehalt

Fettarm und kohlenhydratreich: auf diesen einfachen Nenner lässt sich das Konzept bringen, das mit »fettarmer Mischkost« gemeint ist. Verglichen mit Eiweißen und Kohlenhydraten haben Fette den doppelten Kaloriengehalt. In 100 Gramm Schokoladentrüffel verstecken sich beispielsweise 570 Kilokalorien, genauso viel wie in sechs Bananen. Allerdings könnte man nach den wenigen (fettreichen) Trüffeln noch munter weiteressen, weil sie nicht satt machen. Sechs Bananen schafft man hingegen nicht so ohne weiteres. Wer fettarm und kohlenhydratreich isst, nimmt automatisch weniger Kalorien zu sich und ernährt sich auch gesund.

Vorteil der fettarmen Mischkost

Der Vorteil dieses Ernährung: Richtig durchgeführt ist sie gesund und ausgewogen; es muss lediglich auf den Fettgehalt der einzelnen Nahrungsmittel und eine möglichst fettarme Zubereitung geachtet werden. Mit ein bisschen Übung ist das nicht schwer. Das lästige Kalorienzählen entfällt.

Sie ist gut geeignet, ein erreichtes Zielgewicht zu halten.
Ist man jedoch noch auf dem Weg zu weniger Gewicht, kommt man mit dieser Kostform seinem Ziel nur schleppend näher.

Kann ein erreichtes Zielgewicht halten

Kalorienreduzierte Mischkost

Bessere Erfolge sieht man bei der kalorienreduzierten Mischkost. Auch hier sind fettreiche Mahlzeiten verpönt.

Fettreiche Mahlzeiten sind verpönt

Darüberhinaus wird die tägliche Kalorienaufnahme begrenzt. Je nach Ausgangssituation und täglicher körperlicher Belastung auf 1000 bis 2000 kcal. 30 bis 50% weniger Kalorien pro Tag als bisher werden angestrebt.

Begrenzung der Kalorienaufnahme

Ein Weg, der nicht ohne Anstrengung und Entsagung zu meistern ist. Aber es lohnt sich: Wöchentlich schmelzen 1 bis 2 Pfunde dahin. In 3 bis 6 Monaten ist eine Gewichtsabnahme von 5 bis 15 kg erreicht. Und die Opfer, die dafür gebracht werden müssen, halten sich in Grenzen.

Schwieriger Weg

Diese Form der Gewichtsabnahme ist praktisch nebenwirkungsfrei und risikolos. Problematisch wird es, wenn die tägliche Kalorienzufuhr weiter gedrosselt wird: Bei weniger als 800 bis 1000 kcal pro Tag ist eine ausgewogene Nährstoffversorgung nicht mehr möglich.

Nebenwirkungsfrei und risikolos

Formula-Diäten

Die Ernährungsindustrie hat seit langem entdeckt, dass es eine Nachfrage nach Produkten zum Gewichtabnehmen gibt und sogenannte Formula-Diäten kreiert. Dabei handelt es sich um industriell hergestellte Nährstoffpulver auf Milch- bzw. Sojaeiweißbasis.

Industriell hergestellte Nährstoffpulver

Bei diesen Diäten liegt die minimale Kalorienzufuhr bei ca. 700 kcal am Tag. Damit können 1,5 bis 3 kg Gewicht pro Woche abgenommen werden.

700 kcal / Tag

2 1/2–3 l Mineralwasser

Zusätzlich müssen 2,5 bis 3 Liter Mineralwasser (oder andere kalorienfreie Getränke) am Tag getrunken werden.

Ärztliche Überwachung

Diese Diäten sollten unter ärztlicher Überwachung (z. B. in zweiwöchentlichen Abständen) und längstens über ein Vierteljahr durchgeführt werden. Eine Formula-Diät soll also lediglich der erste Schritt zur Gewichtsreduktion sein. Anschließend muss durch eine Umstellung der Ernährungsgewohnheiten dafür gesorgt werden, dass der Erfolg langfristig anhält.

Lediglich 1. Schritt zur Gewichtsabnahme

Sehr grosses Rückfallrisiko

Das Rückfallrisiko nach Beendigung einer Formula-Diät ist nämlich sehr groß. Viele Patienten verfallen nach der Diät wieder ihren alten Ernährungsgewohnheiten und essen sich innerhalb kürzester Zeit die mühsam verlorenen Pfunde wieder an. Um auch nach der Diät das Gewicht halten zu können, sollten Formula-Diäten daher immer mit einem Essverhaltenstraining und einem Bewegungsprogramm kombiniert werden.

Alternative Ernährungsformen

Eine Reihe von alternativen Ernährungsformen wie beispielsweise die Vollwerternährung nach Leitzmann, die lacto-vegetabile Ernährung oder die vollwertige Ernährung der Deutschen Gesellschaft für Ernährung sind ernährungsphysiologisch empfehlenswert und dienen langfristig dem Erhalt eines gesunden Körpergewichts.

Ernährungsphysiologisch empfehlenswert

Der Aufwand, der mit diesen alternativen Ernährungsformen verbunden ist, ist aber relativ hoch; sie werden daher fast nur von Menschen akzeptiert, die Wert auf eine besonders gesundheitsbewusste Ernährung legen.

Fitnessprogramme

Körperliche Aktivität soll die

Körperliche Aktivität soll den Prozess der Gewichtsabnahme unterstützen; man darf sich allerdings keine falschen Vorstellungen über den Effekt machen: Die Gewichtsabnahme, die sich allein durch sportliche Betätigung erreichen lässt, ist gering; körperliche Aktivität sorgt jedoch dafür, dass bei einer Diät vorwiegend Fettgewebe und nicht etwa Muskelgewebe abgebaut wird.

Gewichtsabnahme unterstützen

Ein 30 bis 60-minütiges Fitnessprogramm (besonders geeignet sind gelenkschonende Ausdauersportarten wie Schwimmen, Fahrradfahren, schnelles Spazierengehen oder Gymnastik) an mindestens drei Tagen pro Woche wäre optimal. Die Belastung sollte so ausgelegt sein, dass ein Puls von »180 minus Lebensalter« erreicht wird.

Geeignete Sportarten

Puls = 180 minus Lebensalter

Gewichtsreduktionsprogramme

Wer Gewicht unter sachkundiger Anleitung und ärztlicher Überwachung abnehmen möchte und von der Unterstützung profitieren will, die eine Gruppe geben kann, sollte an einem Gewichtsreduktionsprogramm teilnehmen. Eines der erfolgreichsten Konzepte ist das »Optifast-52-Programm«, das inzwischen an mehr als 30 deutschen Kliniken angeboten wird. Konzipiert ist es für Menschen mit deutlichem Übergewicht (Body-Mass-Index über 30 kg/m²). Innerhalb von 52 Wochen sollen die Übergewichtigen in vier Phasen ihr Gewicht reduzieren, ihr Essverhalten dauerhaft ändern und alle Tricks und Kniffe kennenlernen, ihr Gewicht auch nach Beendigung des Programms dauerhaft zu halten. Die Erfolge sind beachtlich: Innerhalb eines halben Jahres wird eine Gewichtsabnahme von 20 bis 25 kg erreicht.

Optifast-Programm

Schlank durch Medikamente?

Alle Hoffnungen, die Esslust mit Medikamenten zu bremsen, haben sich in der Vergangenheit als Fehlschlag erwiesen: Diese als Appetitzügler bezeichneten

Appetitzügler

Mittel hatten zum Teil so verheerende Nebenwirkungen, dass man sie heute nicht mehr verordnet.
Nach 2005 kamen erneut drei Medikamente auf den Markt, die beim Abnehmen helfen sollten. Doch auch sie haben die großen Erwartungen, die an sie geknüpft wurden, nicht erfüllen können. Zwei dieser Präparate sind wegen schwerer Nebenwirkungen wieder vom Markt genommen worden. Übrig geblieben ist lediglich Orlistat (Handelsnamen Xenical, Alli, Orlistat), dem als einziges Präparat von der Deutschen Adipositas-Gesellschaft eine geringe Wirksamkeit bescheinigt wird.

Orlistat

Bei Orlistat handelt es sich um ein Präparat, das verhindert, dass Fette aus dem Darm aufgenommen werden. Die Fette aus der Nahrung, deren Aufnahme Orlistat verhindert, passieren den Darmtrakt und werden über den Stuhl wieder ausgeschieden. Das kann zu leichten Durchfällen und Blähungen führen. Jeder dritte bis vierte Patient, der dieses Medikament nimmt, ist betroffen. Um diese Nebenwirkungen nicht zu provozieren, sollte von vornherein darauf geachtet werden, dass die Nahrung möglichst wenig Fett enthält.

Nebenwirkungen

Studien zu Orlistat

Tatsächlich zeigen Studien, dass Übergewichtige, die zusätzlich zu ihrer Reduktionsdiät mit Orlistat behandelt wurden, innerhalb eines Jahres etwas mehr Gewicht abnahmen als die, die nur auf Diät gesetzt waren. Insofern ist Orlistat tatsächlich ein Medikament, das abnehmen hilft. Allerdings kommt es nach einigen Monaten zu keiner weiteren Gewichtsabnahme durch dieses Präparat; und nach Absetzen ist in der Regel ein erneuter Anstieg des Gewichts zu verzeichnen.

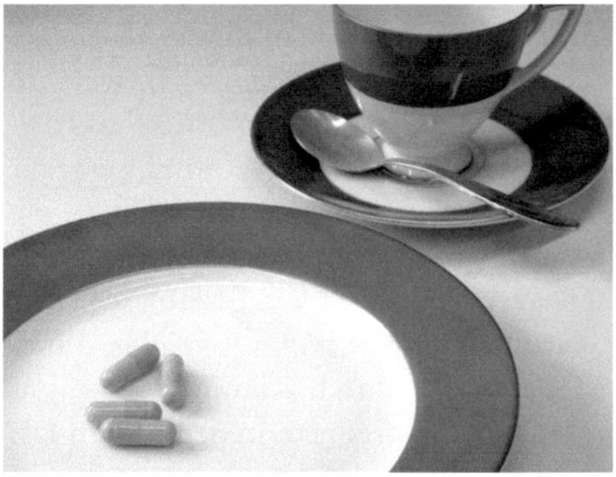

Es bleibt abzuwarten, welche Rolle Medikamente dieser Art in Zukunft spielen werden. Eines ist jedoch schon jetzt klar: Der Effekt, der mit ihnen erzielt werden kann, hält sich in Grenzen. Auch mit Orlistat ist ein Abnehmen ohne Entsagungen und ständige Selbstkontrolle nicht möglich. Und was nicht verschwiegen werden darf: Noch ist unklar, welche Nebenwirkungen Medikamente dieser Art bei jahrelangem Konsum verursachen.

Effekt hält sich in Grenzen

Wenn nichts mehr hilft: Schlank durch Chirurgie?

Leider ist bei Fettsucht (Body-Mass-Index größer als 40 kg/m^2) den Pfunden mit Diät selbst im Rahmen eines Gewichtsreduktionsprogrammes häufig nicht beizukommen. Wenn alle Versuche gescheitert sind, bleibt für viele Patienten nur eines: Eine verminderte Nahrungsaufnahme muss durch eine Operation erzwungen werden.

Diät reicht bei Fettsucht nicht

Verminderte Nahrungsaufnahme muss erzwungen werden

Von den vielen Möglichkeiten, die seit den 60er Jahren vorgeschlagen und erprobt wurden, um die Kalorienaufnahme durch einen Eingriff am Verdauungstrakt zu vermindern, hat sich ein Konzept allen anderen überlegen gezeigt; durchgesetzt haben sich heutzutage Operationsverfahren, die eine kleinere Magentasche vom Gesamtmagen abtrennen (Abb. 22): Die Nah-

Abtrennung einer kleinen Magentasche vom Gesamtmagen

rung rutscht über die Speiseröhre in diesen Vormagen und kann – da die Öffnung zum Hauptmagen relativ klein ist – nur langsam weitertransportiert werden. Der »Vormagen« ist also schon nach Aufnahme geringer Nahrungsmengen restlos gefüllt.

In den letzten zwanzig Jahren ist die Operationstechnik immer weiter verfeinert worden. Bislang war meistens eine größere Bauchoperation notwendig, um eine kleinere Magentasche durch Klammernähte und ein Band vom Magen abzutrennen. In den letzten Jahren sind viele Zentren dazu übergegangen, diesen Eingriff als Bauchspiegelung durchzuführen: Um den Magen wird ein aufblasbarer Schlauch aus Silikon, ein sogenanntes Magenband, gelegt. Je nachdem, wieviel Luft in den Schlauch gefüllt wird, wird der Magen mehr oder weniger stark eingeschnürt. Da die Zuleitung zum Befüllen des Schlauches in einem Reservoir endet, das unter der Haut des Patienten eingepflanzt wird, kann jederzeit mit einer einfachen Spritze Luft nachgefüllt oder abgezogen und dadurch der Füllungszustand geändert werden.

Magenband aus Silikon

Diese Eingriffe am Magen, die übrigens jederzeit wieder rückgängig gemacht werden können, zwingen den übergewichtigen Patienten zu einem anderen Essverhalten: Er muss seine Essgewohnheiten der Kapazität des kleinen Vormagens anpassen. Das bedeutet nicht nur, dass er insgesamt weniger essen kann, er muss auch länger und besser kauen, damit die Speise den kleinen Vormagen gut passieren kann. Selbst nach kleinen Mahlzeiten tritt ein Sättigungsgefühl ein. Und weil der enge Ausgang das Weitergleiten der Nahrung verzögert, hält das Sättigungsgefühl auch länger an.

Eingriffe am Magen können rückgängig gemacht werden

Neues Essverhalten

Auf den Appetit des Patienten hat die Operation hingegen keinen Einfluss; isst er allerdings mehr, als im Vormagen Platz findet, kommt es zum Erbrechen. Nach spätestens 2 bis 3 Monaten haben die meisten Patienten ihre Essgewohnheiten jedoch mit den Kapazitäten des kleinen Vormagens in Einklang gebracht. Eine Schwäche muss der Patient jedoch mit aller Stren-

Operation hat keinen Einfluss auf den Appetit

2-3 Monate Eingewöhnungszeit

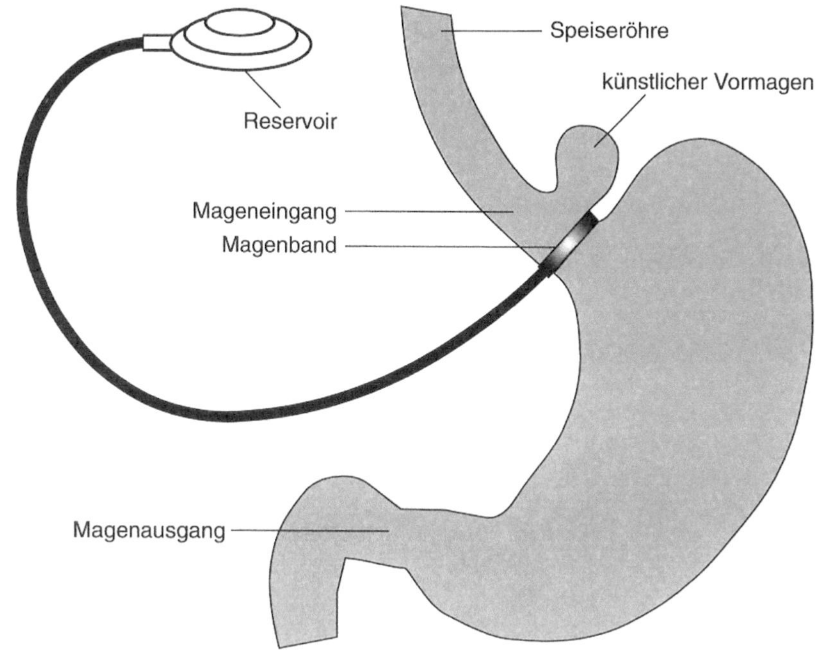

Abb. 22 Prinzip des »Magenbandes«

ge gegen sich selbst bekämpfen: Breiige Speisen und kalorienreiche Getränke sind nicht erlaubt! Sie passieren den Vormagen unverzögert und können den ganzen Erfolg der Operation gefährden.

Breiige Speisen und kalorienreiche Getränke sind nicht erlaubt

Die Ergebnisse dieser Operationsverfahren sind beeindruckend und brauchen den Vergleich nicht zu scheuen: Die Patienten nehmen innerhalb der ersten zwei Jahre im Mittel 40 kg Gewicht ab. 60 % der Patienten erreichen einen Body-Mass-Index unter 35 kg/m², 29 % einen Body-Mass-Index unter 30 kg/m². Anschließend stabilisiert sich das Gewicht auf diesem Niveau. Gesundheitszustand und Lebensqualität bessern sich drastisch.

Beeindruckende Ergebnisse

Um den Effekt operativer Behandlung exakt bestimmen zu können, wird seit 1987 in Schweden bei 2000 extrem Übergewichtigen eine wissenschaftliche Untersuchung durchgeführt, die Diät mit Operation ver-

Schwedische Untersuchungen

gleicht. Die Studie hat den hintersinnig ausgewählten Namen »SOS«; die Initialen stehen für »Swedish-Obese (= extrem übergewichtig)-Subjects«-Study. Die Ergebnisse der Studie sprechen für sich: 2 Jahre nach Operation hatten die Patienten im Durchschnitt 28 kg Gewicht verloren, während in der Kontrollgruppe, in der versucht wurde, ohne Operation eine Gewichtsabnahme zu erzielen, das Gewicht im Schnitt sogar um 0,5 kg zugenommen hatte. Nach 8 Jahren brachten die operierten Patienten immer noch 20 kg weniger auf die Waage, während die Kontrollgruppe trotz umgestellter Ernährung im Durchschnitt weitere 0,2 kg Gewicht zugelegt hatte. Natürlich muss darauf hingewiesen werden, dass die angeführten Zahlen Durchschnittswerte sind; auch in der Kontrollgruppe gelang etlichen Patienten eine Gewichtsabnahme! Aber am Gesamtergebnis gibt es nichts zu deuten: Bei extremem Übergewicht ist die Magenbandoperation einer alleinigen Diät-Behandlung eindeutig überlegen.

Risiken der Operation

Der Nutzen des Eingriffs wiegt die Risiken auf, denn es darf nicht verschwiegen werden, dass diese chirugischen Verfahren wie jede Operation ein gewisses Risiko in sich bergen: In spezialisierten Abteilungen ist das Operationsrisiko jedoch überraschend niedrig, wenn man bedenkt, dass es sich zum Teil um schwerkranke Patienten handelt. Allerdings übernehmen die meisten Krankenkassen die Kosten nur dann, wenn in einem strengen, halbjährigen Selektionsprozess alle anderen Maßnahmen zur nachhaltigen Gewichtsreduktion unter ärztlicher Anleitung erfolglos geblieben sind. Und manchmal tun sich die Krankenkassen generell schwer: Deshalb sind zur Zeit (2/2003) zwei Musterprozesse um Kostenübernahme vor dem Bundessozialgericht anhängig.

Heilung der Schlafapnoe durch Operation?

Krankheiten, die den Zugang zur Luftröhre verschließen können, sind für die Medizin nichts Neues: Kehlkopfkrebs, Diphterie oder Krupp zum Beispiel können den Kehlkopf so verlegen, dass der Kranke zu ersticken droht.

Eine gefürchtete Notfallsituation, aus der der Patient nur duch einen Luftröhrenschnitt zu retten ist: Direkt unterhalb des Kehlkopfes wird mit einem kleinen Halsschnitt ein Weg zur Luftröhre angelegt, über den der Patient atmen kann. Dieser Eingriff wird als Tracheotomie bezeichnet.

Luftröhrenschnitt als Notfall

Tracheotomie

In den 60er und 70er Jahren war die Tracheotomie die einzige Möglichkeit, Patienten mit Schlafapnoe-Syndrom zu behandeln. Wenn die Luftröhre einen zweiten Ausgang nach außen hat, funktioniert die Atmung auch, wenn der Rachen kollabiert. Von der Tracheotomie kam man erst ab, als 1981 die CPAP-Therapie Einzug hielt, weil sie bei 95 % der Patienten die Apnoen sicher beseitigte.

In den 60er Jahren die einzige Behandlungsmethode

Im selben Jahr griffen japanische Wissenschaftler um Fujita einen Vorschlag ihres Landsmannes Ikematsu auf, der bereits 1964 vorgeschlagen hatte, operativ die oberen Atemwege so zu erweitern, dass ein Zusammenfallen der Rachenwände im Schlaf nicht mehr möglich sei. Bekannt wurde dieser operative Eingriff unter dem Kürzel UPPP, in Worten: Uvulo-Palato-Pharyngo-Plastik.

Japanische Forschungen

Uvulo-Palato-Pharyngo-Plastik

Diese Bezeichnung verrät, wie radikal bei dieser Operation vorgegangen wird: Entfernt werden das Zäpfchen (Uvula), große Teile des weichen Gaumens (Palatum) und Gewebe des Rachens (Pharynx). In einigen Kliniken wird der Eingriff mit einem Laser durchgeführt.

Direkt nach der Operation sind Nebenwirkungen wie Schmerzen, Schleimhautreizung und Schleimbildung in Nase und Rachen, näselnde Sprache und Schluckbeschwerden häufig. Diese Beschwerden sind meistens

Häufige Nebenwirkungen

nicht sehr ausgeprägt und verlieren sich nach einigen Wochen.

Erfolg kann nicht garantiert werden

Jahrelang stand dieses Verfahren in Konkurrenz zur CPAP-Behandlung. Aber bis heute kann der Erfolg dieser Operation im Einzelfall nicht garantiert werden. Entfernt der Operateur zuwenig Gewebe, hat der Patient weiterhin Apnoen. Nimmt er zuviel weg, funktioniert der Schluckmechanismus überhaupt nicht mehr, und es kann passieren, dass Getränke und Speisen statt in die Speiseröhre in die Nasengänge geraten.

Eingriff kann nicht rückgängig gemacht werden

Einmal durchgeführt, kann der Eingriff nicht mehr rückgängig gemacht werden. Bleibt der Operation der Erfolg versagt, ist unter Umständen eine CPAP-Behandlung aufgrund der veränderten Anatomie nicht mehr möglich.

5–10 % ernste Komplikationen

Aufgrund dieser Unwägbarkeiten hat die CPAP-Behandlung die UPPP heute weitgehend abgelöst, denn die Häufigkeit bleibender ernster Komplikationen liegt immerhin bei 5–10 %, je nachdem, wie radikal der Operateur vorgeht. Die UPPP hat ihre Berechtigung nur noch in den Fällen, in denen eine CPAP-Therapie nicht möglich ist oder versagt, weil sie die Apnoen nicht beseitigt.

Andere Operationsverfahren

Von der UPPP müssen Operationsverfahren unterschieden werden, die die Gesichtsproportionen verändern, zum Beispiel, indem sie einen verkürzten Unterkiefer verlängern und dadurch den Zungengrund nach vorne verlagern und den Rachenraum erweitern. Bei Fehlbildungen des Gesichtsschädels sind diese Eingriffe in Einzelfällen sinnvoll.

Schlafapnoe bei Kindern

Christian Guilleminault, der 1976 die erste wissenschaftliche Definition des Schlafapnoe-Syndroms versuchte, beschrieb im selben Jahr, dass auch bei Kindern und Säuglingen Atemaussetzer im Schlaf auftreten können.

Christian Guilleminault

Wie häufig Kinder schnarchen oder unter einer Schlafapnoe leiden, kann nur aus wenigen Untersuchungen geschätzt werden.

Am häufigsten ist die Schlafapnoe bei 2- bis 5-Jährigen anzutreffen. Die Erklärung dafür ist einfach: In dieser Altersgruppe sind bei vielen Kindern die Mandeln besonders groß und engen den kleinen Rachen beträchtlich ein.

Bei 2- bis 5-Jährigen am häufigsten anzutreffen

Da dies auf Mädchen und Jungen gleichermaßen zutrifft, sind im Kindesalter – anders als bei Erwachsenen – Mädchen wie Jungen in gleicher Häufigkeit betroffen: 6 bis 10 % aller Kinder zwischen dem 4. und 6. Lebensjahr schnarchen, und 0,7 bis 23 % der Kinder im Vorschulalter leiden nach heutigem Wissenstand unter einer Schlafapnoe.

0,7–23 % der Kinder im Vorschulalter leiden unter Schlafapnoe

Die Schlafapnoe bei Kindern sollte nicht mit der bei Erwachsenen in eine Reihe gestellt werden. Zu unterschiedlich sind Entstehung, Beschwerden und Behandlung:

Anders als bei Erwachsenen spielt eine vermehrte Fettgewebseinlagerung in den Halsweichteilen bei der Schlafapnoe im Kindesalter selten eine Rolle, und nur wenige Kinder mit Schlafapnoe sind übergewichtig. Bei Kindern ist die Verengung der oberen Atemwege

Wenige Kinder mit Schlafapnoe sind übergewichtig

Vergrößerung der Mandeln und Nasenpolypen

im allgemeinen auf eine Vergrößerung von Hals- und Rachenmandeln und auf Nasenpolypen zurückzuführen. Mandeln und Polypen gehören zu den lymphatischen Geweben und sind an der Infektabwehr beteiligt. Da sich der kindliche Organismus mit zahlreichen Krankheitserregern auseinandersetzen muss, sind Mandeln und Nasenpolypen besonders kräftig ausgebildet. Allerdings lässt das Ausmaß der Lymphgewebsvermehrung im Einzelfall keinen Rückschluss auf die Schwere der Schlafapnoe zu.

Kein Rückschluss auf Schwere der Schlafapnoe

Auch die Symptome der Kinder mit Schlafapnoe unterscheiden sich von denen der Erwachsenen. Ausgeprägte Müdigkeit tagsüber, das typische Symptom der Schlafapnoe bei Erwachsenen, wird bei Kindern eher selten angetroffen. Häufiger als Tagesmüdigkeit zeigen gerade Kleinkinder mit Schlafapnoe einen ausgeprägten Bewegungsdrang.

Ausgeprägte Müdigkeit ist bei Kindern selten

Die beiden Hauptsymptome, die eigentlich immer zu finden sind, sind Schnarchen und angestrengtes Atmen während des Schlafes .

Hauptsymptome sind Atemstörungen und Schnarchen

Während das charakteristische Schnarchen bei erwachsenen Schlafapnoe-Patienten sich gerade dadurch vom banalen Schnarchen unterscheidet, dass es ständig durch Atemaussetzer oder »Beinahe-Aussetzer« unterbrochen ist, schnarchen Kinder mit Schlafapnoe häufig kontinuierlich. Im frühen Kindesalter stehen nämlich oft nicht vollständige Verschlüsse, sondern Verengungen des Rachens im Vordergrund. Eltern fällt daher häufiger auf, dass ihr Kind im Schlaf »angestrengt« atmet. Richtige Atemstillstände werden manchmal gar nicht beobachtet, denn 20 % der Kinder mit Schlafapnoe haben gar keine vollständigen Atemaussetzer!

Neben der Beobachtung, dass das schlafende Kind Atempausen oder Phasen »erschwerter Atmung« hat, berichten Eltern darüber, dass es ausgeprägt schwitzt, ruhelos ist (80 %) und – um einen Kollaps der oberen Atemwege zu verhindern – mit überstrecktem Kopf oder in Knie-Ellenbogenlage schläft (60 %). Auch

nächtliches Einnässen kommt vor. Viele dieser Kinder (85–96 %) atmen tagsüber durch den Mund, weil die Nasenatmung durch Polypen behindert ist.
Bei banalen Atemwegsinfekten verschlimmern sich diese Beschwerden, um nach durchgestandenem Infekt wieder abzunehmen.
Vielen Eltern eine große Sorge und für manche Familie eine Zerreißprobe: Fast jedes 2. Kind mit unbehandelter Schlafapnoe zeigt Verhaltensauffälligkeiten wie Aggressivität oder rebellisches Verhalten und Lern- und Konzentrationsstörungen bis hin zur Aufmerksamkeitsdefizit-Hyperaktivitätsstörung (ADHS). Bei Kindern mit einer ADHS muss daher immer hinterfragt werden, ob die Symptomatik Folge einer Schlafapnoe ist: Einmal erkannt und behandelt, beginnt für die ganze Familie ein neues, glücklicheres Leben!

Verhaltensauffälligkeiten

Besonders häufig haben Kinder mit Schlafapnoe in der Schule Probleme: Die Leistungen fallen ab, die Kinder sind nicht mehr aufnahmefähig. Eine Untersuchung bei einer Schülergruppe mit deutlich unterdurchschnittlichen Schulleistungen zeigte bei 18 % der Mädchen und Jungen Hinweise auf eine Schlafapnoe!
Übergewichtige Kinder mit Schlafapnoe weisen übrigens eine erstaunliche Besonderheit auf: Sie zeigen seltener als Schlafapnoe-Kinder mit Normalgewicht die typischen Symptome.
Auch bei der kindlichen Schlafapnoe ist eine Untersuchung im Schlaflabor unumgänglich. Bei Kindern müssen die Untersuchungsergebnisse jedoch ganz anders bewertet werden als bei Erwachsenen: Während bei Erwachsenen eine Atempause im Schlaf nur dann als Apnoe gewertet wird, wenn sie mindestens 10 Sekunden andauert, müssen bei Kindern auch kürzere Atemaussetzer oder »Beinahe-Atemaussetzer« gezählt werden, weil sie schon zu einem messbaren Absinken des Blutsauerstoffs führen können. Eine Atempause, die so lang ist wie zwei normale Atemzüge, gilt bei Kindern bereits als Atemaussetzer. Auch die Definition

Untersuchung im Schlaflabor

des Schlafapnoe-Syndroms bei Erwachsenen, die erst eine Zahl von 5 Atemaussetzern pro Stunde als unnormal ansieht, gilt bei Kindern nicht. Kinder entwickeln häufig bereits bei relativ milder Schlafapnoe ausgeprägte Symptome. 10 Atemaussetzer pro Stunde – bei Erwachsensen noch als leichtgradig eingestuft – sind bei Kindern bereits ein schwerer Befund.

Schlaftiefe und Schlafstadien bei Kindern

Trotz schwerer Schlafapnoe zeigt die Analyse der Schlaftiefe und der Schlafstadien bei Kindern mit Schlafapnoe oft keinen großen Unterschied zu gesunden Kindern gleichen Alters. Die Schlafstadien werden häufig ganz normal durchlaufen und auch Tiefschlafphasen sind ausreichend vertreten. Aber bei genauerem Hinsehen zeigt das EEG zahlreiche Weckreaktionen mit begleitender Unruhe und Pulsanstieg und das, obwohl Verengungen des Rachens bei Kindern sehr viel seltener zu Weckreaktionen im EEG führen als bei Erwachsenen.

Ärztliche Untersuchung ist erforderlich

Neben der Untersuchung im Schlaflabor ist eine Vorstellung beim HNO-Arzt unerlässlich, und es ist zu klären, ob Anomalien des Gesichtsschädels vorliegen, die eine Rolle bei der Entstehung der Schlafapnoe spielen.

Ist die Diagnose einmal gestellt, sollte zügig über die Behandlung entschieden werden. Denn es gilt nicht nur, die Symptome der Kinder zu beseitigen; die ständig erhöhte Atemanstrengung bei Verlegung des Rachens kann bei Kleinkindern im Laufe des Wachstums auch zu einer Veränderung der Brustkorbform und zu Gedeihstörungen führen!

Häufigste Ursache der kindlichen Schlafapnoe

Häufigste Ursache der kindlichen Schlafapnoe sind vergrößerte Mandeln oder Nasenpolypen. Eine Entfernung beseitigt die Atempausen dieser Kinder. Kommt es nur bei Infekten zu Schnarchen und angestrengtem Atmen, ist ein Behandlungsversuch mit kortisonhaltigen Nasentropfen gerechtfertigt. Hat die Schlafapnoe eine andere Ursache, kommt wie bei Erwachsenen eine CPAP-Behandlung in Frage. Der Druck, der notwendig ist, um die oberen Atemwege

CPAP-Behandlung

im Schlaf offenzuhalten, ändert sich mit dem Wachstum der Kinder, so dass die CPAP-Einstellung regelmäßig nachgeprüft werden muss.

Kürzlich wurde in der Fachwelt auch bei kindlicher Schlafapnoe über den Einsatz von Kieferschienen berichtet, die den Unterkiefer im Schlaf nach vorn verlagern. Die Ergebnisse waren ermutigend, weil die meisten Kinder von dieser Behandlung profitierten. Was aber sicher nicht außer Acht gelassen werden darf: Es liegen nur Kurzzeiterfahrungen vor. Niemand kann ausschließen, dass Unterkieferprotrusionsschienen bei Kindern das Wachstum von Unterkiefer und Kiefergelenk beeinflussen.

Kieferschienen

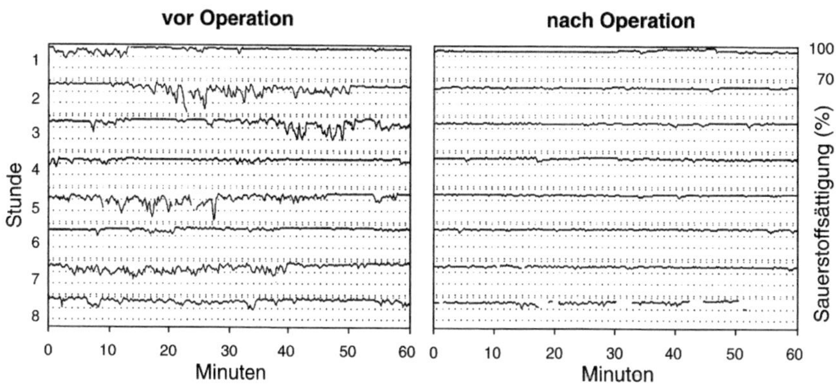

Abb. 24 Nächtliche Sauerstoffmessung bei einem Kind mit Schlafapnoe.
Die linke Abbildung lässt das ganze Ausmaß der Sauerstoffabfälle in der Nacht erkennen. Die rechte zeigt gleichmäßig normale Sauerstoffwerte nach Entfernung der Mandeln.

Schnarchen: Lärmbelästigung oder Krankheit?

Männer müssen schnarchen, um ihre Frauen vor den wilden Tieren zu beschützen
Heiner Lauterbach im Film »Männer« von Doris Dörrie

Lange Zeit keine Beachtung in der Wissenschaft

Ähnlich wie der Schlaf hat das Schnarchen in der Wissenschaft lange Zeit keine Beachtung gefunden. Man glaubte, ausreichend Bescheid zu wissen. Bezeichnend ist, dass der renommierte Schlafforscher Nathaniel Kleitman, dessen Doktorand Eugene Aserinsky den REM-Schlaf entdeckte, 1963 dem Schnarchen in seinem 370seitigen Standardwerk über Schlafstörungen nur einen Absatz widmete. Mit der Binsenweisheit, »für den Schlafenden ist das Schnarchen harmlos, aber es kann die, die zur selben Zeit wach sind, sehr belästigen«, fasste er das Wissen der 60er Jahre zusammen.

Nathaniel Kleitman
Eugene Aserinsky

Goethe

Und dieses Wissen unterschied sich in keiner Hinsicht von dem, das Goethe vor zweihundert Jahren zum Besten gab: »Es gehört zu den ungeselligsten Unarten des Menschen, dass er schlafend, eben wenn er selbst am tiefsten ruht, den Gesellen durch unbändiges Schnarchen wach zu halten pflegt.«

Durch die Schlafapnoe wurde Schnarchen interessant

Es war die Entdeckung der Schlafapnoe, die das Schnarchen plötzlich in den Mittelpunkt wissenschaftlichen Interesses rückte. Die Erkenntnisse, die dabei gesammelt wurden, waren bemerkenswert: Untersuchungen zur Häufigkeit des Schnarchens ergaben, dass Schnarcher keineswegs selten sind.

Studie in San Marino

Eine der gründlichsten Erhebungen wurde in der kleinen Republik San Marino durchgeführt. Alle Einwohner der Stadt wurden in die Studie einbezogen. Dabei stellte sich heraus, dass jeder vierte Mann dort Schnarcher ist. Obwohl einzelne Untersuchungen sogar fanden, dass bis zu 60 % aller Männer schnarchen, dürfte die tatsächliche Größenordnung im mittleren Lebensalter zwischen 20 und 33 % liegen. In Deutschland dürfte es etwa 8 Millionen Schnarcher geben. Bis zum 60. Lebensjahr nimmt die Schnarchhäufigkeit übrigens zu, danach scheint sie wieder leicht rückläufig zu sein.

8 Millionen Schnarcher in Deutschland

Dabei erreicht der Lautstärkepegel auch schon einmal 90 Dezibel, ein Dröhnen wie von einem LKW auf der Autobahn. Diese Lautstärke raubt nicht nur dem Bettpartner den letzten Nerv, sondern vielleicht sogar dem lieben Nachbarn: Schnarchgeräusche sind sehr tief, Frequenzen unter 25 Hertz sind keine Seltenheit. Derart tiefe Geräuache werden von Wänden kaum in ihrer Ausbreitung gehindert, ganz im Gegenteil: Die Wände schwingen bei solchen tiefen Tönen sogar mit.

Sehr tiefe Schnarchgeräusche

Einmal in Fahrt gekommen, hinterfragte die Wissenschaft auch, was bislang als gesichertes Wissen galt, und fand Erstaunliches heraus: Nicht nur Männer erfüllen die Schlafzimmer mit lauten Geräuschen; auch Frauen schnarchen und das annähernd so häufig wie Männer: in San Marino schnarchte immerhin eine von sieben Frauen. Und das gilt übrigens auch für junge Frauen, wie eine Untersuchung unter Studenten aus dem Jahre 1992 zeigte. Auch in Deutschland wird der Anteil schnarchender Frauen auf 8 bis 22 % geschätzt.

Frauen schnarchen annähernd so häufig wie Männer

Heinrich Heine lag mit seiner Beobachtung also nicht falsch, als er schrieb: »Vater, Mutter schnarchen leise in dem nahen Schlafgemach.«

Heinrich Heine

Wie kommt es zum Schnarchen?

Die Frage, unter welchen Umständen und an welchem Ort das Schnarchen entsteht, hat seit jeher die beschäftigt, die Mittel und Wege finden wollten, Schnarcher zu kurieren. So mancher Tüftler mag sich schon

Suche nach Umständen und dem Ort des Schnarchens

gedacht haben, dass eine Apparatur gegen das Schnarchen auf reißenden Absatz stoßen und dem glücklichen Erfinder einen gesicherten Lebensabend bescheren würde. Die Patentanmeldungen auf skurrile Kinnschleudern, die ein Öffnen des Mundes im Schlaf verhindern oder Vorrichtungen, die die Nasenwege freihalten sollen, gehen in die Hunderte.

Schnarchen ist das Flattern der Rachenweichteile im Atemwind

Schnarchgeräusche kann jeder nachahmen und spürt dabei, wie es im Rachen vibriert. Tatsächlich ist Schnarchen nichts anderes als das Flattern der Rachenweichteile im Atemwind. Der Entstehungsort des Schnarchens kann von Patient zu Patient variieren; das Schnarchgeräusch kann sogar bei ein- und demselben Schnarcher an verschiedenen Stellen des Rachens erzeugt werden.

Entstehungsort variiert von Patient zu Patient

Das Gaumensegel spielt eine besondere Rolle

Bei jedem Schnarcher spielt jedoch das Gaumensegel, vielleicht auch das Zäpfchen, eine entscheidende Rolle. Das Gaumensegel vibriert beim Schnarchen und verengt die oberen Atemwege. Während man früher meinte, dass Schnarchgeräusche nur beim Einatmen entstehen, weiß man heute, dass es sowohl bei der Ein-, als auch bei der Ausatmung zu Schnarchgeräuschen kommen kann. Entgegen landläufiger Meinung können Schnarchlaute sogar bei geschlossenem Mund auftreten.

Schnarchen beim Ein- und Ausatmen

> Geschnarcht wird in allen Altersgruppen, und niemand ist dagegen gefeit. Grundsätzlich gilt jedoch, dass die Zahl der Schnarcher mit dem Alter zunimmt!

Entstehung der Schnarchgeräusche

Schnarchgeräusche entstehen, wenn die oberen Atemwege aus irgendeinem Grund eingeengt sind und dadurch der Luftstrom beschleunigt ist. Man darf sich den Rachen, in dem die Schnarchgeräusche entstehen, nicht als starres Rohr mit festem Durchmesser vorstellen; die Weite des Rachens und die Spannung der Rachenmuskulatur ist von Mensch zu Mensch sehr unterschiedlich und kann sich sogar bei ein und derselben Person unter bestimmten Bedingungen ändern: Übergewichtige Personen schnarchen beispielsweise relativ häufig, weil Fettgewebe in den Halsweichteilen auf die oberen Atemwege drückt und sie einengt. Kindern schnarchen, wenn sie zu große Mandeln oder Polypen haben.

Übergewichtige

Kinder

Ein Gläschen Wein oder Bier zu später Stunde lässt die Rachenmuskulatur erschlaffen, und kann – ebenso wie ein banaler Schnupfen oder eine Allergie, die die Nasenatmung behindert – aus einem unbescholtenen Schläfer einen Schnarcher machen.

Schnarchen durch Bier und Wein

Mancher Schnarcher schläft friedlich, solange er auf der Seite liegt. Dreht er sich auf den Rücken, geht das Geschnarche los, weil sich in Rückenlage die Vorderwand des Rachens der Hinterwand nähert.

Schnarchen in Rückenlage

Grundsätzlich gilt: je tiefer der Schlaf, umso entspannter die Rachenmuskulatur. Je entspannter die Rachenmuskulatur, umso höher das Schnarch-Risiko.

Risikofaktoren, die Schnarchen begünstigen

- männliches Geschlecht
- Übergewicht
- Alkohol
- Beruhigungsmittel
- Medikamente, die die Muskulatur entspannen
- Rauchen

Macht banales Schnarchen krank?

Ständiges Müdesein durch Schnarchen?

Die Entdeckung der Krankheit »Schlafapnoe« hat zu einer interessanten Einsicht verholfen: Man kann nicht alle Schnarcher über einen Kamm scheren!

Entstehung des Schnarchgeräuschs

Das Schnarchgeräusch als solches entsteht zwar bei allen Schnarchern auf die gleiche Weise: Der Luftstrom versetzt das Gaumensegel in Schwingungen; bei den Schnarchern jedoch, bei denen in Minutenabständen Schnarchen und völlige Stille abwechseln, ist das Schnarchen nur Hinweis auf ein anderes, viel bedeutenderes Problem: Sie leiden mit grosser Wahrscheinlichkeit an einer Schlafapnoe mit Atemstillständen, Weckreaktionen und Sauerstoffabfällen.

Manchmal Hinweis auf ein bedeutenderes Problem

Schnarcht der Schläfer hingegen über längere Zeit, handelt es sich um »banales« Schnarchen: Der Rachen kollabiert nicht, so dass die Atmung normal funktioniert. Glaubt man den süffisanten Worten Eugen Roths, haben offenbar nur die anderen Probleme mit dieser Art des Schnarchens: »Der Schnarcher selbst schläft wunderbar.«

Eugen Roth

Bis zur Entdeckung der Schlafapnoe waren Schnarcher die Stiefkinder der medizinischen Wissenschaft, um die sich niemand recht sorgte. Nachdem aber erkannt war, dass Schnarchen Symptom einer Krankheit sein kann, wandte sich das Interesse auch dem banalen Schnarchen zu. Die Frage lautete: Ist am Ende auch diese Form des Schnarchens »Begleitmusik« einer Erkrankung?

Schnarcher waren früher Stiefkinder der Medizin

Diese Frage war nicht zuletzt deswegen berechtigt, weil bereits Mitte der 70er Jahre auffiel, dass fast alle Patienten mit Schlafapnoe eine jahrelange Schnarch-Vorgeschichte hatten.

In großen Untersuchungen konnte inzwischen der Nachweis geführt werden, dass Schnarcher ohne Schlafapnoe nachts in gleicher Weise die verschiedenen Schlafstadien durchlaufen wie andere Menschen

Schnarcher ohne Schlafapnoe schlafen wie andere Menschen

auch und morgens ebenso frisch und erholt aufwachen.

Leichte Schnarcher unterscheiden sich dadurch von starken, dass Schnarchgeräusche in allen Schlafstadien auftreten. Starke Schnarcher schnarchen dagegen bevorzugt während der Tiefschlafstadien und im REM-Schlaf.

Leichte und starke Schnarcher

Ausnahmen von der Regel? Das »Upper-Airway-Resistance-Syndrome«

15 Jahre nachdem er das Schlafapnoe-Syndrom definiert hatte, veröffentlichte der Pionier der Apnoeforschung Christian Guilleminault 1991 ein zweitesmal eine aufsehenserregende Beobachtung: Ihm war aufgefallen, dass das EEG bei einigen Schnarchern Weckreaktionen wie bei einer Schlafapnoe zeigte, obwohl keine Apnoen oder Hypopnoen nachweisbar waren. Und wie Patienten mit Schlafapnoe-Syndrom klagten diese Schnarcher über ständige Müdigkeit, weil immer wieder auftretende Weckreaktionen den Tiefschlafanteil erheblich verminderten. Schnarchgeräusche und Weckreaktionen verschwanden prompt, wenn man diese Patienten genauso wie Schlafapnoiker mit einer CPAP-Therapie behandelte.

Guilleminaults Beobachtung

Inzwischen weiß man, was bei diesen Patienten passiert: Bei diesen Schnarchern kommt es im Schlaf zu einer Einengung des Rachens, die zwar noch nicht so ausgeprägt ist, dass die Atmung deutlich oder vollständig beeinträchtigt wäre, aber ausreicht, um Weckreaktionen auszulösen. Die Weckreaktionen sind bei diesen Patienten Folge der erhöhten Atemanstrengung, bedingt durch die Verengung der oberen Atemwege. Nachweisen lässt sich die erhöhte Atemanstrengung mit speziellen Drucksonden in der Speiseröhre oder mit einer Spezialanalyse des Atemstroms. Bezeichnet wird dieses Krankheitsbild als »Obstruktives Schnarchen« (lat. obstruere = verschließen) oder

Einengung des Rachens

UARS-Syndrome

»Upper-Airway-Resistance-Syndrome«, abgekürzt »UARS«, was etwa mit »Widerstandssyndrom der oberen Atemwege« zu übersetzen wäre.

Gemessen an der Gesamtzahl der Schnarcher, scheinen Patienten mit einem »Upper-Airway-Resistance-Syndrome« die Ausnahme von der Regel zu sein. Der Verdacht auf ein UARS liegt nahe, wenn die Schlaflaboruntersuchung bei ständig übermüdeten Patienten nur ausgeprägtes Schnarchen in Kombination mit zahlreichen Weckreaktionen zeigt und die Tiefschlafzeit vermindert ist.

Behandelt wird das UARS ebenso wie das Schlafapnoe-Syndrom mit einer CPAP-Therapie, die eine Verengung des Rachens im Schlaf zuverlässig verhindert. Häufig wird diese Behandlung bereits eingeleitet, wenn alle Befunde auf ein UARS hindeuten, denn die Sicherung der Diagnose mit einer nächtlichen Druckmessung in der Speiseröhre ist für den Patienten unangenehm und die erwähnte Spezialanalyse des Atemstroms hat sich noch nicht allgemein durchgesetzt.

Schnarcher mit Weckreaktionen sind die Ausnahme

Führt die Probe-Behandlung mit der Beseitigung des Schnarchens auch zu einer Beseitigung der Weckreaktionen, zu einer Normalisierung der Schlafarchitektur und zu einer Rückbildung der Müdigkeit, darf die Vermutungsdiagnose UARS im Nachhinein als bewiesen angesehen werden.

Bluthochdruck durch Schnarchen?

Schnarcher haben häufiger Bluthochdruck

Dass Schnarcher häufiger mit erhöhten Blutdruckwerten zu kämpfen haben, wurde zum erstenmal 1980 aufgrund der Erhebungen in San Marino vermutet. Eine Erhebung aus demselben Jahr, die einen ganzen Stadtteil von Bologna erfasste, nährte diesen Verdacht: Beide Untersuchungen zeigten, dass Gewohnheitsschnarcher im Alter zwischen 41 bis 60 Jahren doppelt so häufig unter Bluthochdruck litten wie Nichtschnarcher.

Aber auch diese Ergebnisse blieben nicht unwidersprochen: Andere Wissenschaftler fanden keinen Zusammenhang zwischen Schnarchen und Bluthochdruck.

Kein Zusammenhang zwischen Schnarchen und Bluthochdruck

Vielleich lassen sich diese widersprüchlichen Auffassungen dadurch erklären, dass nur Schnarcher mit Weckreaktionen zu erhöhtem Blutdruck neigen. Einige Forschungsergebnisse aus jüngster Zeit könnten dafür sprechen.

Die meisten Experten gehen jedoch heute davon aus, dass zwischen Bluthochdruck am Tage und Schnarchen kein Zusammenhang besteht, obwohl während des Schnarchens selbst eine Erhöhung des Blutdruckes auftritt.

Herzkreislauferkrankungen durch Schnarchen?

Wie die Schlafapnoe ist auch das banale Schnarchen vorübergehend in den Verdacht geraten, Herzkranzgefäßverengungen und Schlaganfälle zu begünstigen.

Die meisten Wissenschaftler gehen aber davon aus, dass es die Risikofaktoren wie Übergewicht, körperliche Inaktivität und das Rauchen sind, die beides, das Schnarchen und Herzkreislauferkrankungen, begünstigen.

Risikofaktoren begünstigen das Schnarchen

Asthma und Schnarchen

Nächtliche Asthmaanfälle zeigen eine Beziehung zu den Schlafstadien. Es ist lange bekannt, dass Asthmaattacken häufiger im Schlafstadium II und im REM-Schlaf auftreten, während die Tiefschlafstadien einen gewissen Schutz zu bieten scheinen.

Der Unterdruck im Brustkorb, der bei einem teilweisen oder völligen Kollaps des Rachens erzeugt wird,

Unterdruck im Brustkorb

kann über eine Stimulation des vegetativen Nervensystems bei Athmatikern Anfälle auslösen.

CPAP-Behandlung

Das gilt sowohl für Patienten mit Schlafapnoe als auch für starke Schnarcher. Eine CPAP-Behandlung unterbindet diese exzessiven Druckschwankungen im Brustkorb und verhindert bei solchen Patienten Asthmaanfälle.

Lärmschwerhörigkeit bei Schnarchern?

Wer ständig ohne Gehörschutz mit einem Presslufthammer arbeitet, entwickelt im Verlauf der Jahre eine Lärmschwerhörigkeit. Ähnlich ergeht es jungen Leuten, die sich ununterbrochen via Walkman ihre Lieblingssongs lautstark in die Ohren dröhnen lassen. Und wie ist es bei starken Schnarchern, die stundenlang Geräusche erzeugen, die einem Presslufthammer an Lautstärke in nichts nachstehen?

Ist Hörverlust auf jahrelanges nächtliches Dauerschnarchen zurückzuführen?

Diese Frage warf 1973 ein Hals-Nasen-Ohrenarzt in einer Fachzeitschrift auf. Ist am Ende der vermeintlich »normale« Hörverlust im Alter auf jahrelanges nächtliches Dauerschnarchen zurückzuführen?

Obwohl diese interessante These seit mehr als 25 Jahren im Raum steht, ist ihr die medizinische Wissenschaft bislang nicht nachgegangen, so dass es bei Spekulationen bleiben muss.

Der Schnarcher in der ärztlichen Sprechstunde

Bei jedem Schnarcher muss die Frage gestellt werden, ob das Schnarchen Ausdruck einer Schlafapnoe ist oder ob es sich um banales Schnarchen handelt.

Wichtige Unterscheidung

Diese Unterscheidung ist von äußerster Wichtigkeit:

Banales Schnarchen ist keine Krankheit

Auch wenn banales Schnarchen die Nerven der übrigen Familienmitglieder auf eine harte Probe stellt und den häuslichen Frieden gefährdet, ist es doch im allgemeinen keine Krankheit. Die eigentlich Betroffenen sind die Mitbewohner.

Anders bei der Schlafapnoe

Anders bei der Schlafapnoe: Das Schnarchen des Schlafapnoikers ist nicht weniger störend als das eines »banalen« Schnarchers. Aber in diesem Fall haben die Patienten selbst zum Teil erhebliche Beschwerden, sind ständig nur müde und erschöpft. Das führt natürlich zu erheblichen Belastungen im Familienleben und am Arbeitsplatz.

Ärztliche Untersuchung

Schon die genaue Beschreibung des Schnarchens und der Beschwerden bietet dem Arzt einen ersten Anhalt dafür, ob eine häusliche Schlafuntersuchung oder sogar eine Untersuchung im Schlaflabor veranlasst werden muss. Längere zusammenhängende Schnarchperioden bei völliger Beschwerdefreiheit weisen den Patienten als »banalen« Schnarcher aus. Wechseln Stille und lautes Schnarchen einander ständig ab oder hat der Bettpartner sogar beobachtet, dass die Atmung ab und zu aussetzt, besteht der dringende Verdacht auf eine Schlafapnoe.

Verdacht auf Schlafapnoe

Auch das Gefühl ständiger Übermüdung, insbesondere am Nachmittag, oder ungewollte plötzliche Nickerchen sind verdächtig.

Darüberhinaus ist von Interesse, ob der Patient Zigaretten raucht, abends Wein oder Bier trinkt oder Schlafmittel einnimmt.

Bleiben Zweifel, ob es sich wirklich nur um banales Schnarchen handelt, führt kein Weg um eine aufwendigere Schlafuntersuchung herum. Sie muss klären, ob der Patient während des Schlafs Atemaussetzer hat.

Behandlung des Schnarchens

Ich habe keine aufsehenerregenden Heilmethoden anzubieten.
Resümee des amerikanischen Wissenschaftlers
Robin, der 1968 eine der ersten wissenschaftlichen
Arbeiten über das Schnarchen veröffentlichte.

Schnarchgeräusche entstehen, wenn der Atemstrom die Rachenwände zum Schwingen bringt. Das passiert, wenn die oberen Atemwege aus irgendeinem Grund eingeengt sind und dadurch der Luftstrom beschleunigt ist.

Behandlung ohne Zeitdruck

Anders als das Schlafapnoe-Syndrom hat »banales« Schnarchen keinen Krankheitswert; daher können alle Möglichkeiten, das Schnarchen zu beseitigen, ohne Zeitdruck ausprobiert werden.

Lebensgewohnheiten hinterfragen

Zu allererst sollte man seine Lebensgewohnheiten kritisch hinterfragen, denn manchmal genügen einfache Veränderungen im Lebensstil, um sich und vor allem seine Angehörigen von diesem lästigen Übel zu befreien.

»Erste Hilfe« für Schnarcher

Verzicht auf Schlafmittel und Muskelrelaxantien

In Absprache mit dem Arzt

Schlafmittel und Medikamente, die die Muskulatur entspannen (Muskelrelaxantien), begünstigen das Schnarchen. In Absprache mit dem Arzt sollten diese Medikamente abgesetzt werden.

Gewichtsabnahme

Übergewicht ist ein bedeutender Schnarchauslöser

Übergewicht ist einer der bedeutendsten Auslöser des Schnarchens. Wer konsequent gegen die Pfunde ankämpft, tut nicht nur seiner Gesundheit und seiner Vitalität etwas Gutes, sondern erreicht vielfach auch, dass das Schnarchen nachlässt oder sich sogar ganz rückbildet.

Wieviel Gewicht ein Schnarcher abnehmen muss, damit des nachts wieder Ruhe im Schlafzimmer einkehrt, kann im Einzelfall nicht vorhergesagt werden. Das Idealgewicht braucht nicht erreicht zu werden; bei vielen Schnarchern verschwindet das Schnarchen bereits vorher.

Idealgewicht nicht notwendig

Veränderung der Schlafposition

Manche Schnarcher schnarchen nur in Rückenlage. Eine Besserung kann erreicht werden, wenn es dem Betroffenen gelingt, vorwiegend in Seiten- oder Bauchlage zu schlafen. Mit Kissen kann versucht werden, diese Körperposition während der Nacht beizubehalten. Im Handel gibt es auch sogenannte Rückenlage-Verhinderungswesten, die effektiver als Kissen verhindern, dass der Schnarcher in Rückenlage schläft, wie beispielsweise die Bandage SchnarchSTOP.

Manche Schnarcher schnarchen nur in Rückenlage

Alkoholverbot

Alkohol hat auf die Rachenmuskulatur dieselbe Wirkung wie Schlafmittel. Daher: Kein Alkohol mehr nach 18.00 Uhr!

Kein Alkohol nach 18.00 Uhr

Rauchverbot

Rauchen führt zu einer Entzündung der Schleimhäute von Nase, Rachen und Bronchien und gilt deswegen als Risikofaktor für das Schnarchen. Auf diese missliche Angewohnheit sollte tunlichst verzichtet werden.

Risikofaktor für Schnarcher

Behandlung einer behinderten Nasenatmung

Mancher Schläfer schnarcht nur, wenn er verschnupft ist. Bei einer Erkältung sorgen abschwellende Nasentropfen nicht nur für eine unbehinderte Nasenatmung und ruhigen Schlaf, sondern verhindern auch das Schnarchen.

Nasentropfen gegen Schnarchen

Beim chronischen oder allergischen Schnupfen sind abschwellende Nasentropfen nicht die ideale Behandlung, weil sie die Nasenschleimhaut bei Daueranwendung austrocknen und sogar schädigen können. Hier sind Nasensprays einzusetzen, die entzündungshemmend wirken.

Nasensprays

Wenn »Erste Hilfe« nicht ausreicht

Krankenversicherungen suchen vergeblich in ihren Leistungs- und Abrechnungskatalogen nach der Diagnose »Schnarchen« und sind – bei geschätzten 8 Millionen Schnarchern in der Republik – wahrscheinlich heilfroh, dass sie weder für Behandlung noch für Folgekosten aufkommen müssen.

Banales Schnarchen gilt nicht als Krankheit

Der Medizin gilt das banale Schnarchen nämlich nicht als Krankheit. Doch Schnarchen kann die Beziehung töten: Eine neue Studie der Stanford-Universität/USA zeigt: Schnarchen zerrüttet Partnerschaften. Bettpartner von Schnarchern leiden unter Tagesmüdigkeit, Lustlosigkeit, Leistungsabfall, Kopfschmerzen und depressiver Verstimmung. Und ständiger Schlafentzug macht aggressiv: Erst ist der Ellenbogen dran, später der Scheidungsanwalt. Kein Wunder also, dass viele Schnarcher endlich ihr Schnarchen loswerden möchten.

Drei Behandlungsmethoden haben sich als erfolgreich bewiesen; bezahlen muss sie immer der Patient:

- die CPAP-Behandlung
- die Vorverlagerung des Unterkiefers durch eine Protrusionsschiene
- die schonende Gaumenchirurgie

Behandlung durch CPAP

Änderungen im Lebensstil helfen nicht jedem Schnarcher. Da die Schnarchgeräusche durch eine Instabilität der oberen Atemwege zustande kommen, kann auch das einfache Schnarchen ohne Atemaussetzer durch eine CPAP-Behandlung beseitigt werden.

Änderungen im Lebensstil helfen nicht jedem Schnarcher

Der erhöhte Druck in den oberen Atemwegen verhindert, dass sich Gaumensegel und Zungengrund der Rachenhinterwand nähern.

Der Erfolg ist frappierend: Die CPAP-Therapie verhindert ein Vibrieren des Gaumensegels und der Rachenwand, und das bei jedem Schnarcher. Im Schlafzimmer kehrt wieder Ruhe ein.

Erfolg der CPAP-Therapie

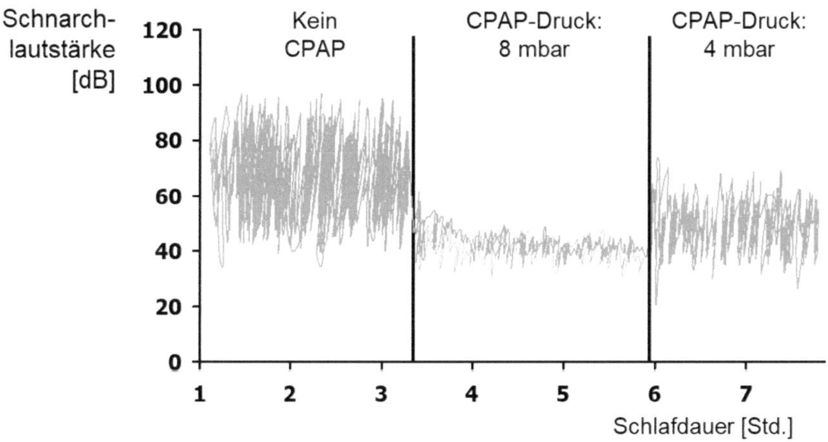

Abb. 25 Effekt der CPAP-Behandlung bei einfachem Schnarchen.
Mikrofonaufzeichnung der Schnarchgeräusche: links vor Einleitung der Behandlung, in der Mitte mit korrekt eingestellter CPAP-Therapie, rechts mit zu niedrigem CPAP-Druck.

Stärkste Schnarcher, bei denen durch den großen Unterdruck im Brustkorb Weckreaktionen ausgelöst werden, profitieren von der CPAP-Behandlung in zweifacher Hinsicht: Die Behandlung beseitigt sowohl das Schnarchen als auch die Weckreaktionen. Die chronische Müdigkeit ist wie verflogen.

Schlafapnoe-Patienten fühlen sich nach Einleitung einer CPAP-Behandlung fast immer wie neu geboren. Für sie ist der Erfolg der Behandlung spürbar.

Für den Schnarcher bessert sich nichts durch die Therapie

Anders jedoch beim einfachen Schnarchen: Für den Schnarcher selbst bessert sich nichts durch die Therapie; das Erfolgserlebnis haben vor allem die Angehörigen, denn die Behandlung des Schnarchers sichert die Nachtruhe der Mitbewohner.

Keine große Begeisterung für die CPAP-Maske

Und da sich für den Betroffenen nichts bessert, ist die Begeisterung, jede Nacht mit einer CPAP-Maske auf der Nase schlafen zu müssen, nicht eben groß. Nur so ist zu erklären, was viele Schlafexperten tagtäglich erfahren und 1995 beispielsweise auch in der renommierten amerikanischen Fachzeitschrift Chest nachzulesen war: Dort wurde über 59 Schnarcher berichtet, die zwar keine Atemaussetzer hatten, aber doch so stark schnarchten, dass sich bei ihnen nächtliche Weckreaktionen im EEG nachweisen ließen. Passend dazu gaben alle Betroffenen an, tagsüber immer mit Müdigkeit kämpfen zu müssen. Allen 59 Schnarchern wurde eine CPAP-Behandlung angeboten; allerdings fanden sich nur 11 bereit, die Therapie auszuprobieren. Bei einer Kontrolluntersuchung nach einem halben Jahr stellte sich jedoch heraus, dass das Gerät bei diesen Patienten die meiste Zeit nur herumstand: Niemand nutzte es länger als 3 Stunden pro Nacht. Aber nicht etwa, weil die Behandlung nichts brachte: Alle bestätigten, dass die CPAP-Therapie das Schnarchen beseitigte. Niemand beklagte sich über Nebenwirkungen, und die Messungen im Schlaflabor bestätigten, dass unter Behandlung keine Weckreaktionen mehr auftraten.

Behandlung durch Operation?

Zurückhaltung bei Operationen

Ist man mit operativen Verfahren schon bei der Schlafapnoe sehr zurückhaltend, so muss dies noch mehr beim banalen Schnarchen gelten. Immerhin hat

man mit der CPAP-Behandlung ein Therapieverfahren, das Schnarchen sehr gut unterbindet und das jederzeit beendet werden kann, ohne Schäden zu hinterlassen.
Beim Schnarchen haben operative Behandlungsmethoden das Ziel, den weichen Gaumen so zu straffen, dass die Rachenweichteile beim Atmen nicht mehr wie ein knatterndes Segel im Wind mitschwingen. Die UPPP (Uvulopalatopharyngoplastik), die als Therapiemethode selbst bei der Schlafapnoe aufgrund ihrer Radikalität inzwischen weitgehend verlassen ist, ist ein zu grosser und zu nebenwirkungsreicher Eingriff, als dass er bei einfachem Schnarchen vertretbar wäre. Doch haben inzwischen zwei »minimalinvasive« Therapieverfahren einen festen Platz in der Gaumenchirurgie erobert und ihre Wirksamkeit beim einfachen Schnarchen unter Beweis gestellt: die sogenannte Laser-Assisted-Uvulo-Palato-Plastie, abgekürzt (LAUP) und die Somnoplastie (temperaturkontrollierte Radiofrequenztherapie).

Laser-Assisted-Uvulo-Palato-Plastie

Laser-Assisted-Uvulo-Palato-Plastie (LAUP)

Bei diesem chirurgischen Verfahren werden Zäpfchen und Gaumensegel behutsam laserchirurgisch verkleinert. Der Eingriff kann sogar in örtlicher Betäubung durchgeführt werden.
Die Komplikationen dieses Lasereingriffs können theoretisch dieselben sein wie bei der UPPP, kommen aber sehr selten vor. Bei 70 bis 90% der Patienten ist der Eingriff erfolgreich und verwandelt heftige Schnarchern in friedliche Schläfer. Allerdings fangen manche Patienten nach einem Anfangserfolg im Laufe der nächsten zwei Jahre wieder an zu schnarchen. Bei vielen Behandelten kommt es nicht zu einer vollständigen Beseitigung des Schnarchens, sondern nur zu einer Besserung.

Zäpfchen und Gaumensegel werden verkleinert

Somnoplastie (temperaturkontrollierte Radiofrequenztherapie)

Somnoplastie

Nasengänge erweitern

Ähnlich wie der Laser verkleinert ein neuer, fast schmerzloser Eingriff den weichen Gaumen und den Zungengrund: die Somnoplastie. Bei diesem unblutigen Verfahren werden über zwei dünne Nadeln, die in örtlicher Betäubung in das Gewebe gestochen werden, Radiowellen mit einer Frequenz von 465 kHz appliziert. Dadurch erhitzt sich das Gewebe in der Tiefe auf 85 Grad. Das Gewebe um die Nadel herum schrumpft, und auf diese Weise lässt sich das Gaumensegel modulieren und straffen. Da viele Schnarcher über eine Behinderung der Nasenatmung klagen, können bei diesem Eingriff auch gleich die Nasengänge erweitert werden. Die Straffung des Gaumensegels dauert etwa 10 Minuten und man kann am gleichen Tag die Klinik verlassen. Die ersten 3 Tage merkt der Patient kaum etwas. Zwischen dem 4. und 9. Tag spürt er leichte Schmerzen, vergleichbar mit einer Mandelentzündung. Zwei Wochen nach dem Eingriff kann der Patient wieder normal essen, trinken und sprechen. Die Erfolgsraten dieses komplikationsarmen Eingriffs liegen bei ca. 80%. Verglichen mit der LAUP sind die Schmerzen nach dem Eingriff erheblich

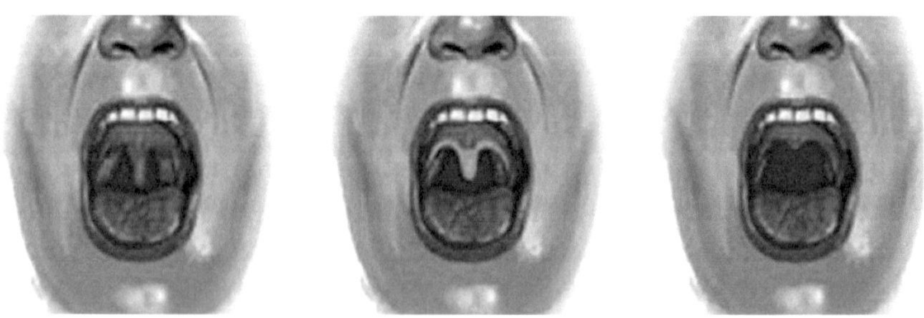

Abb. 25 Somnoplastie/LAUP
Der weiche Gaumen und das Zäpfchen werden verkleinert

geringer. Gelingt es nicht auf Anhieb, das Schnarchen zu beseitigen, kann die Somnoplastie wiederholt werden.

Unterkiefer-Protrusionsschiene

Beim harmlosen Schnarchern bietet sich eine weitere Therapiemöglichkeit an: die Unterkiefer-Protrusionsschiene. Dieses Anti-Schnarchgerät, das in bestimmten Situationen auch zur Behandlung der Schlafapnoe eingesetzt wird, ähnelt einer Zahnspange. Es wird vom Zahnarzt individuell an die Kiefer- und Zahnform angepasst und verlagert Unterkiefer und Zunge nach vorn. Dadurch wird der Rachenraum weiter aufgespannt. Unterkiefer-Protrusionsschienen werden aus Silicon oder aus dünnen Kunststoffschienen mit Verbindungsstegen angefertigt. Der maximale Vorschub des Unterkiefers beträgt individuell 8–12 mm. Die Kosten für solch eine Protrusionsschiene betragen bis zu 1000,– €.

Unterkiefer-Protrusionsschiene

Inzwischen gibt es von verschiedenen Herstellern vorgefertigte Protrusionsschienen aus thermoplastischem Kunststoff. Diese Antischnarchgeräte werden nach kurzer Erhitzung in heißem Wasser verformbar und werden dann den Zähnen des Patienten anmodelliert. Der Anschaffungspreis ist bei thermoplastischen Protrusionsschienen wesentlich geringer; einige sind bereits für 50 bis 100 € erhältlich. In der Regel können thermoplastische Anti-Schnarchgeräte jedoch nicht zur Dauertherapie genutzt werden, so dass die individuelle Anfertigung einer endgültigen Protrusionsschiene folgen muss. Mit den Unterkieferprotrusionsschienen lassen sich häufig gute Erfolge bei der Unterdrückung des Schnarchens erzielen: allerdings klagen manche Anwender über unangenehme Begleiterscheinungen wie Zahnbeschwerden, Speichelfluss und

Vorgefertigte Protrusionsschienen

Unangenhme Begleiterscheinungen

Schmerzen im Kiefergelenk. Studien zeigen, dass die Mehrzahl der Anwender mit dieser Art der Behandlung jedoch sehr gut zurechtkommt.

Spätschäden

Unklar ist allerdings noch, ob die Daueranwendung zu Spätschäden an Kiefergelenk, Kaumuskulatur oder Zähnen führen kann.

Was sonst noch gegen das Schnarchen angeboten wird

Platz im Rachen schaffen

Schnarchen kommt dadurch zustande, dass im Schlaf die Spannung der Schlundmuskulatur nachlässt und sich Gaumensegel, Zungengrund und Rachenwand einander nähern. Warum nicht in diese Mechanismen eingreifen und Platz im Rachen schaffen? Schließlich macht die CPAP-Therapie ja nichts anderes: Sie schient den Rachen durch einen Luftstrom.

Diese Idee hat zahllose Tüftler und Erfinder inspiriert, Apparate zu entwickeln (und patentieren zu lassen), die das Schnarchen beseitigen sollen. Neben dem gemeinsamen Grundgedanken, das Schnarchproblem mechanisch zu lösen, haben diese Apparaturen eine weitere Gemeinsamkeit: Sie wirken leider bei den allermeisten Schnarchern nicht; in klinischen Prüfungen konnte keine ausreichende Wirksamkeit gegen das Schnarchen nachgewiesen werden. Hier einige Beispiele:

Anti-Schnarchband

Anti-Schnarchband: Kinnbinde, die verhindern soll, daß sich der Mund während des Schlafs öffnet.

Nozovent

Nozovent (Nasenklammer) und **Breathe-Right-Nasenpflaster:** Sollen die Nasengänge weiten und die Nasenatmung verbessern.

Nasanita-Nasenschmetterling: weitet den Naseneingang und soll so die Nasenatmung verbessern. Nasanita-Nasenschmetterling

Face-Former: durch regelmäßige Übungen soll die Muskulatur von Zunge und Lippen gefestigt und damit das Schnarchen verhindert werden. Face-Former

Wichtige Adressen und Hinweise

Wer wegen Schnarchens oder einer typischen Schlafapnoe-Symptomatik ärztlichen Rat sucht, sollte seinen Hausarzt fragen, welches Schlaflabor in der Umgebung zu empfehlen ist.
Die Deutsche Gesellschaft für Schlafforschung und Schlafmedizin (DGSM) hat Qualitätsrichtlinien für Schlaflabore erarbeitet. Schlaflabore, die nach diesen Standards arbeiten und von der DGSM anerkannt sind, kann man direkt bei der DGSM erfragen:

Deutsche Gesellschaft für Schlafforschung und Schlafmedizin (DGSM)
Schimmelpfengstraße 2
34613 Schwalmstadt-Treysa
Tel.: 06691/2733
Fax: 06691/2823

Homepage: www.dgsm.de

Auf ihrer Homepage informiert die DGSM über alle Bereiche der Schlafmedizin; auch Nichtmediziner finden hier Rat und nützliche Hinweise.

Auskunft über die nächste Patientenselbsthilfegruppe erhält man bei:

Bundesverband Schlafapnoe und Schlafstörungen Deutschland e.V.
Verbund der Selbsthilfen
Panoramastr. 6
573760 Ostfildern

Homepage: www.bsd-selbsthilfe.de

Allgemeiner Verband Chronische Schlafstörungen Deutschland e.V. (AVSD)

Postfach 120212
42677 Solingen
Tel.: 0212 / 2 64 30 94

Homepage: www.avsd.eu

Informationen zum Optifast-Programm finden sich im Internet unter www.optifast.de

Glossar

Apnoe

Unter Apnoe versteht man ein Aussetzen des Atemflusses an Mund und Nase von mehr als 10 Sekunden Dauer. Apnoen im Schlaf kommen auch bei Gesunden vor, vor allem im REM-Schlaf. Bis zu 30 Apnoeepisoden pro Nacht gelten im allgemeinen noch als normal.
Kommt die Apnoe dadurch zustande, dass der Rachen verlegt ist, spricht man von *obstruktiver Apnoe*. Sie ist daran erkennbar, dass Brustkorb und Bauchdecke noch versuchen, Atembewegungen durchzuführen, ein Atemstrom an Mund und Nase jedoch nicht nachweisbar ist. Bei der seltenen *zentralen Apnoe* hingegen fehlen diese Atembewegungen, weil das Gehirn keinen Atemimpuls gibt.
Vor dem 65. Lebensjahr sind zentrale Apnoen eine absolute Rarität; weniger als 1 % der jüngeren Schlafapnoiker haben zentrale Apnoen, und bei beschwerdefreien jungen Menschen kommen echte zentrale Apnoen praktisch nicht vor. Allerdings kann eine obstruktive Apnoe eine zentrale Apnoe vortäuschen, was gar nicht selten ist: Der Kollaps der oberen Atemwege führt reflektorisch zu einer Blockade des Atemzentrums im Gehirn, so dass die Atemmuskulatur nicht mehr aktiviert wird und Brustkorb und Bauchdecke keine Atembewegungen zeigen.
In höherem Lebensalter nimmt die Häufigkeit zentraler Apnoen zu. Dies ist wahrscheinlich auf Hirndurchblutungsstörungen, eine Herzschwäche oder eine verminderte Schlaftiefe zurückzuführen.

Hypopnoe

Unter einer Hypopnoe versteht man eine Abflachung der Atmung. Eine einheitliche Definition hat sich lange nicht durchsetzen können. Inzwischen bezeichnen die meisten Experten eine 50 %ige Verminderung der

Atemaufzeichnung an Mund und Nasedann als Hypopnoe, wenn sie sich über mindestens 10 Sekunden nachweisen lässt und zu einem Abfall der Sauerstoffsättigung oder zu einer Weckreaktion führt.

Obstruktives Schnarchen

Auch eine leichtere Verengung des Rachenraumes, die die Kriterien einer Hypopnoe noch nicht erfüllt, kann für den Schläfer Schwerarbeit beim Atmen bedeuten und zu einer Weckreaktion führen. Die nächtliche Aufzeichnung von Atmung und Schlaf zeigt, dass das Atemsignal an Mund und Nase etwas kleiner wird, bis im EEG eine Weckreaktion auftritt. Misst man gleichzeitig durch eine spezielle Drucksonde in der Speiseröhre die Atemarbeit, so findet man, dass die Atemanstrengungen von Atemzug zu Atemzug größer werden, bis schließlich die Weckreaktion dafür sorgt, dass sich die Schlundmuskulatur wieder anspannt und den Rachen erweitert. Da die Betroffenen während dieser Zeit kontinuierlich schnarchen, spricht die Medizin vom »Obstruktiven (obstruktiv = verschlossen) Schnarchen« oder vom »Upper Airway Resistence Syndrom«, abgekürzt als »UARS«, was soviel heißt wie »Syndrom des erhöhten Atemwiderstandes der oberen Atemwege«.

Definition des Schlafapnoe-Syndroms

Die erste griffige Definition des Schlafapnoe-Syndroms stammt aus dem Jahre 1976 von der Arbeitsgruppe um Christian Guilleminault aus. Da man zu dieser Zeit der Meinung war, dass die Apnoen das entscheidende Charakteristikum der Schlafapnoe seien, wurden alle Apnoen einer Nacht ausgezählt und die Gesamtzahl durch die Schlafdauer geteilt: Das Ergebnis war der Apnoe-Index.. Da Apnoen auch bei Gesunden vorkommen, zog man die Grenze zwischen gesund und krank bei einem Apnoe-Index von 5/Std. Traten mehr als 5 Apnoen pro Stunde auf, wurde definitionsgemäß ein Apnoesyndrom diagnostiziert, unabhängig davon, ob der Patient Beschwerden hatte oder nicht.

Ende der 80er Jahre konnte gezeigt werden, dass nicht nur Apnoen, sondern auch Hypopnoen Weckreaktionen auslösen können. Diese Erkenntis führte dazu, dass Hypopnoen 1988 in die Diagnosekriterien des Schlafapnoe-Syndroms mit aufgenommen wurden: Die Gesamtzahl der Apnoe- und Hypopnoe-Episoden pro Nacht, geteilt durch die Schlafdauer, wird

als Apnoe-Hypopnoe-Index, kurz AHI, bezeichnet. Auf diesen Index stützen sich die meisten Schlaflabore bei der Diagnose einer Schlafapnoe.
Aufgrund der Einsicht, dass auch geringfügigere Verengungen des Rachens zu ausgeprägten Schlafstörungen führen können, haben die amerikanische Akademie für Schlafmedizin und die Europäischen Gesellschaft für Lungenheilkunde gemeinsam Mitte der 90er Jahre eine Arbeitsgruppe beauftragt, die Diagnose-Kriterien für die Schlafapnoe den neuesten wissenschaftlichen Erkenntnissen anzupassen. 1999 wurde die neue Definition vorgestellt: Zusätzlich zu Apnoen und Hypopnoen werden auch Weckreaktionen durch obstruktives Schnarchen in den Apnoe-Hypopnoe-Index einbezogen, der nunmehr als AHItotalis bezeichnet wird. In der Praxis hat sich diese Neu-Definition jedoch noch nicht durchgesetzt.
Überhaupt herrscht über den Wert des AHI in der Diagnostik des Schlafapnoe-Syndroms immer noch Unsicherheit, weil sich ein eindeutiger und immer gültiger Zusammenhang zwischen Häufigkeit der Atemaussetzer und Beschwerden des Patienten nicht herstellen lässt. Etliche Menschen fühlen sich trotz eines hohen Apnoe-Hypopnoe-Index völlig gesund. Gerade auf ältere Menschen trifft dies zu: Viele gesunde ältere Menschen haben mehr als 10 oder 15 Apnoe/Hypopnoe-Episoden pro Stunde;. der Apnoe-Hypopnoe-Index steigt nämlich mit zunehmendem Lebensalter an. Andererseits gibt es Schlafapnoe-Patienten mit weniger als 10 Apnoen bzw. Hypopnoen pro Stunde, denen die typischen Symptome eines Schlafapnoe-Syndroms zu schaffen machen, insbesondere bei jüngeren Patienten.
In einigen Schlaflaboren wurde daher die Grenze zwischen krank und gesund willkürlich bei 15 Episoden/Stunde gezogen, weil diese Patienten meist Beschwerden haben und von einer Behandlung profitieren. Andere Schlaflabore setzten sie bei einem Apnoe-Hypopnoe-Index von 10 pro Stunde, obwohl Patienten mit einem Apnoe-Hypopnoe-Index zwischen 10 und 14 pro Stunde häufig keine Behandlung benötigen.
Nach heutigen Kenntnissen ist die Aussagekraft des Apnoe-Hypopnoe-Index begrenzt: Die Hoffnung, dass er den Fortgang der Erkrankung und das Risiko gesundheitlicher Schäden vorhersagen könnte, hat sich nicht erfüllt. Selbst zwischen der Müdigkeit eines Schlafapnoe-Patienten und dem Apnoe-Hypopnoe-Index gibt es keinen festen Zusammenhang.
Müdigkeit und Erschöpfung der Schlafapnoe-Patienten sind auf die Weckreaktionen (in der Fachsprache als Arousal bezeichnet; auch Gesunde haben bis zu 12 Arousal pro Stunde) zurückzuführen, die sich ständig wiederholen. Sie wären eine bessere Messgröße, um den Schweregrad ei-

ner Schlafapnoe festzulegen als die Zahl der Atemaussetzer oder Hypopnoen, zumal inzwischen bekannt ist, dass Weckreaktionen bei einigen Patienten auch ohne Apnoen, Hypopnoen und Sauerstoffentsättigungen des Blutes allein durch eine Verengung der oberen Atemwege verursacht werden können.

Aber bislang ist es nicht gelungen, Zahl und Dauer der vielen Weckreaktionen in einem aussagekräftigen Index zusammenzufassen, der Rückschlüsse auf die Krankheitsschwere erlaubt.

Zuviele Fragen sind noch offen: Verursacht beispielsweise ein 10 Sekunden dauerndes Arousal die gleichen Beschwerden wie zwei Arousels von je 5 Sekunden Dauer? Und ist die Tiefe des Schlafes zwischen den Weckreaktionen nicht vielleicht bedeutsamer als die Weckraktion selbst?

In Ermangelung eines geeigneten Arousal-Index hat sich die Wissenschaft darauf verständigt, nur dann von einem Schlafapnoe-Syndrom zu sprechen, wenn Apnoen und Hypopnoen zusammen mit typischen Krankheitssymptomen wie ständiger Übermüdung und Einschlafneigung auftreten. Dementsprechend lautete die Definition der Amerikanischen Gesellschaft für Schlafmedizin bislang folgendermaßen:

Ein Schlafapnoe-Syndrom liegt vor, wenn 5 oder mehr Apnoen oder Hypopnoen pro Stunde nachweisbar sind und diese Apnoen oder Hypopnoen Krankheitssymptome verursachen. Diese Definition benutzen die meisten deutschen Schlaflabore bei ihrer täglichen Arbeit. Nach den Empfehlungen von 1999 sollte jedoch eigentlich der AHItotalis zugrunde gelegt werden, der neben Apnoen und Hypopnoen auch Weckreaktionen durch obstruktives Schnarchen in den Apnoe-Hypopnoe-Index einbezieht. Dann hätten allerdings auch viele Gesunde einen Index über 5/Stunde. Neuere Untersuchungsergebnisse sprechen dafür, dass beim AHItotalis der Grenzwert, der eine Unterscheidung zwischen »gesund« und »möglicherweise krank« zulässt, viel höher liegt als beim altehrwürdigen AHI. Wahrscheinlich wäre die Grenze bei einem Index von 18/Stunde anzusetzen.

Register

Agamemnon 12
Aktivität, äußere 25
Alkohol 46 f., 63, 91, 94, 135, 143 f.
Alphawellen 15
ältere Menschen 54, 66, 87, 156
Apnoe 33, 35, 39, 58, 75, 154
Apnoe, obstruktive 154
Apnoe, zentrale 154
Apnoe-Hypopnoe-Index 64, 156, 157
Appetitzügler 119 f.
Artemidoros von Ephesos 13
Aserinsky, E. 16, 132
Assurbanipal 13
Asthma 74, 139
Atemaussetzer 31 f., 57, 72, 76, 83
Atemstillstand 35, 58, 76
Atemstörungen 9, 50, 68
Atemwege, Verengungen 34, 127, 137
Atemwegserkrankungen 75
Atmung 28 ff., 49 ff., 89, 100, 125 ff., 154
Augen, entspannte 25
Auto-CPAP-Gerät 102

Berger, H. 14
Berufskraftfahrer 65, 100
Beta-Wellen 15 ff.
BiPAP-Gerät 104
Bluthochdruck 46, 69 f., 71, 139
Bock 31, 89
Body-Mass-Index 42 f., 45, 111, 114, 122
Breath Right 151
Bronchien 9, 30, 74 f., 143
Bronchiolen 30
Brustkorb, Druckschwankungen 57, 59, 140

Chester-Beatty-Papyrus 13
Coleridge 12
CPAP-Beatmungsgerät 98
CPAP-Behandlung 96, 130, 141 145
CPAP-Maske 106, 146
CPAP-Therapie, Nebenwirkung

Delta-Wellen 16
Dickens, Ch. 31, 74
Druckschwankungen im Brustkorb 57, 140

EEG 14 ff., 61, 100, 130, 137, 146, 155
Einschlaflatenz 20
Elektroenzephalogramm 14 ff., 81, 100
Elektroenzephalograph 14
Elektrookulogramm 16 ff.
Ernährungsformen, alternative 118
Ernährungsumstellung 115

Fitnessprogramm 115
Flemons, W. 78 f.
Formula-Diäten 115, 117 f.
Freud, S. 14, 27

Gamma-Wellen 15
Gasaustausch 30
Gaumensegel 34 f., 47, 134 ff., 145 ff., 150
Gewichtsredukion 46, 90, 109 ff., 153
Goethe, J. W. 132
Griechen 10, 12
Guilleminault, Ch. 127, 137 f., 155

Halbschlaf 19
Halsumfang 78, 79
Heine, H. 133
Herz, rechtes 73
Herzkreislaufkrankheiten 65 f.
Herzinfarkt 46, 65, 71 f.
Herzkranzgefäßverengung 57, 71, 110, 139
Herzrythmusstörungen 57, 59
Hirnrinde 14
Homer 12
Hypnos 11
Hypopnoe 50 ff., 80 ff., 105 ff., 154 ff.

Jacobus Theodorus 31
Joseph 12, 32

Kekulé 12
Kinder 16 ff., 44, 50, 99, 127 ff.
Kleitman, N. 16, 132
Körpermuskulatur, entspannte 26

Lärmschwerhörigkeit 140
Laser-Assisted-Uvulo-Palato-Plastie 147
Loewi, O. 12
Loomis, A. 14
Luftröhre 29 f., 124 f.
Luftröhrenschnitt 124
Lungenbläschen 30, 58, 72

Magenband 120, 124
Magentasche 120

Martin, S. 61
Medikamente zum Abnehmen 119 ff.
Mischkost, fettarme 116
Mischkost, kalorienreduzierte 115, 117
Mohammed 13
Mortimore, I. L. 43
MSLT 85
Müdigkeit, ständige 9, 31, 50, 52, 61, 66, 77, 89 ff., 105, 128, 137
Multipler Schlaflatenztest 85

Nasenatmung, Behinderung 49, 93
Nasenmaske 13, 96, 100 f.
Nasenpolypen 128, 130
Nervensystem, vegetatives 60
Non-REM-Schlaf 20 ff., 48
Nozovent 95, 151
Nyx 12

Oneirokritika 13
Operation 49, 103, 121 ff. 146
Optifast-Programm 153

Pickwick, S. 31 ff.
Pickwick-Syndrom 32 f.

Rachenmandeln 44, 94, 126
Rachenmuskulatur 36 ff., 60 f. 94, 134 ff.
Rauchen 48, 90, 134, 138, 142
Rauchverbot 94, 143
Rechtsherzbelastung 74
Rechtsherzschwäche 73 ff.
Reductil 120 f.
REM-Schlaf 16, 20 ff., 48, 93 ff., 132, 154
Roth, E. 136 f.
Rückenlage 47 f., 82, 93 f., 101 f. 135, 143

San Marino 132 f. 138
Sauerstoff 28, 30, 34, 58, 70
Sauerstoffmangel, nächtlicher 58
Sauerstoffuntersättigung 36, 52
Schienen, orale 95
Schlaf, Definition 11
Schlaf, zerütteter 89
Schlafapnoe, Behandlungsnotwendigkeit 88
Schlafapnoe, Beschwerden 76 f.
Schlafapnoe, Definition 52, 155 f.
Schlafapnoe, Häufigkeit 52 ff., 66ff.
Schlafapnoe, Lebenserwartung 65, 87
Schlafapnoe, neuste Definition 88
Schlafapnoe-Syndrom 33, 61, 92, 154
Schlafapnoe-Syndrom, einfache Maßnahmen 93 f.
Schlafapnoe-Syndrom, Schweregrad 84 f.
Schlafapnoe-Syndrom, Symptome 78
Schlafdauer 20 f., 24, 27, 155
Schlafentzug 22 ff. 48, 60, 65, 96, 144
Schlaffragmentation 60 f., 96
Schlaflabor 80 f., 100
Schlaflage 47
Schlaflatenztest 85
Schlafmuster 17, 20
Schlafstadien 19 f., 25, 81, 100, 130 ff.
Schlaganfall 72
Schnarchen 34, 48, 76 ff., 128, 132 ff. 150
Schnarchen, Behandlung 142 ff.
Schnarchen, Risikofaktoren 135
Seiten- oder Bauchlage 94, 143
Silenzia 151
Snore-stop 151
SnoreEx 150
Snoremaster 150
Sommoplastie
Somnus 11
Steer-clear-Test 85
Stevenson, R. L. 12
Stress 58, 71
Sullivan, C. 96
Sumerer 10

Thanatos 11 f.
Theophyllin 94
Thetawellen
Tiefschlaf 20 ff., 96
Tiefschlafstadien 19, 23, 27, 60, 89, 137 ff.
Tracheotomie 124 f.
Träume 11 ff., 26 f.
Traumschlaf 26

Übergewicht 40 ff., 66 ff., 110 ff., 119 ff.
Unfälle 63 f., 86
Unterkiefer, kurzer 44
Unterkiefer-Protrusionsschiene 107 ff., 149
Uvulo Palato Pharyngo-Plastik 125

Verkehrsunfälle 63 f., 86
Vigilanz 85
Vollwerternährung 118

Wassersucht 73 f.
Weckreaktion 36 ff., 48, 57 ff., 69
Weckschwelle 26, 48

Xenical 120 f.

Zungengrundmuskulatur 41, 51, 95